临床常见病
护理操作与实践

主编 杨金春 冯红梅 赵玉梅 董雪红 黄丽丽

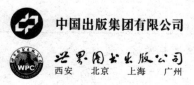

中国出版集团有限公司

世界图书出版公司
西安 北京 上海 广州

图书在版编目（CIP）数据

临床常见病护理操作与实践/杨金春等主编.—西安：世界图书出版西安有限公司，2023.6
ISBN 978-7-5232-0532-7

Ⅰ.①临… Ⅱ.①杨… Ⅲ.①常见病－护理 Ⅳ.①R47

中国国家版本馆CIP数据核字（2023）第118768号

书　　名	**临床常见病护理操作与实践**
	LINCHUANG CHANGJIANBING HULI CAOZUO YU SHIJIAN
主　　编	杨金春　冯红梅　赵玉梅　董雪红　黄丽丽
责任编辑	李　娟
装帧设计	济南睿诚文化发展有限公司
出版发行	**世界图书出版西安有限公司**
地　　址	西安市雁塔区曲江新区汇新路355号
邮　　编	710061
电　　话	029-87214941　029-87233647（市场营销部）
	029-87234767（总编室）
经　　销	全国各地新华书店
印　　刷	山东麦德森文化传媒有限公司
开　　本	787mm×1092mm　1/16
印　　张	11.25
字　　数	217千字
版次印次	2023年6月第1版　2023年6月第1次印刷
国际书号	ISBN 978-7-5232-0532-7
定　　价	128.00元

编委会

主 编

杨金春　冯红梅　赵玉梅　董雪红
黄丽丽

副主编

乔　迪　王永进　马　勤　张　婧
郭淑娟　宋　娟　姚玲莉　詹文莉

编 委（按姓氏笔画排序）

马　勤（山东中医药大学附属医院）

王永进（四川省遂宁市中医院）

冯红梅（泗水县精神病防治院）

乔　迪（山东中医药大学第二附属医院）

任喜喜（河南科技大学第一附属医院）

杨金春（招远市人民医院）

宋　娟（常州市儿童医院）

张　婧（新疆医科大学附属肿瘤医院）

陈　娟（湖北医药学院附属襄阳市第一人民医院）

赵玉梅（邹城市人民医院）

姚玲莉（重庆普瑞眼科医院）

郭淑娟（梁山县人民医院）

黄丽丽（山东省第二人民医院/山东省耳鼻喉医院）

董雪红（邹平市人民医院）

詹文莉（武汉大学人民医院）

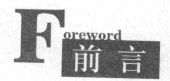

前言

　　护理是为人类健康服务的专业,是护理人员与患者之间互动的过程,而不是有形的商品。现代护理工作的内容是将理论知识和操作技能运用于护理实践,以患者为中心,针对致病因素和疾病导致的患者在生理功能、机体代谢、形体和心理状态等方面的异常变化,采取相应的科学护理对策,帮助患者解除痛苦和不适,使之处于最佳身心状态,促进患者恢复健康,满足服务对象的生理、心理和社会需要。

　　由此可见,21世纪的护理学是集自然科学、医学科学、社会与人文科学等为一体的综合性应用科学,现在的护理理念要求护士们把人看作是个体和心理、社会环境相互联系的一个统一体,用整体的观点指导护理工作。虽然,国内已出版多本护理学相关书籍,但由于学科发展迅速、疾病变化多样,因此,编写一本以整体护理为指导理念,以各科室常见病护理为主线,帮助规范护理人员护理操作流程的书籍势在必行,《临床常见病护理操作与实践》一书则应运而生。

　　本书广泛吸取和借鉴国内近年的护理技术操作标准与规范,以临床护理理论为依据,立足于当前临床护理工作的实际需要,首先简要介绍了疾病护理的基础知识,然后详细阐述了各科室常见病的临床护理操作。本书在以往护理常规的基础上,将近年的护理学前沿知识融入其中,且突出了各科室常见病的护理要点,对临床工作有实际参考价值,适合各级医院的护理人员阅读使用。

由于护理学是一门正在发展和壮大的学科,但编者的理论知识和实践经验有限,加之编写时间仓促,书中难免有不足之处,敬请广大读者批评指正。

《临床常见病护理操作与实践》编委会
2022 年 12 月

C目录
Contents

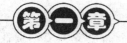

总　论

第一节　护理相关规章制度

一、患者出入院管理制度

(一)患者入院管理制度

(1)医院病房应当建立并落实责任护士对新入院患者全面负责的工作责任制。

(2)病房接到入院患者通知后,应当明确专人及时接待入院患者,主动热情、态度和蔼、认真耐心。要尽快通知负责医师和责任护士等,妥善合理安排患者,避免患者等待时间过长。

(3)责任护士要向患者主动自我介绍,并认真核查新入院患者的住院信息,做好入院介绍(包括病房环境、设施,责任医师及护士,作息时间,膳食服务,探视陪伴,安全管理等规章制度)。同时,了解患者住院期间的需求,积极解答患者疑问,并给予帮助。

(4)责任护士负责测量新入院患者的生命体征,对新入院患者进行入院护理评估,并及时记录。评估内容包括患者生命体征,意识状态,自理能力,皮肤、饮食、睡眠、清洁情况,潜在护理风险及心理、社会状况等。

(5)要根据评估情况为患者提供必要的清洁、照护和心理支持等护理措施。同时,及时与医师沟通患者有关情况。

(6)要遵照医嘱有计划地完成入院患者的标本采集工作,帮助患者预约检查,并协助医师为入院患者实施及时、有效的治疗性措施。

(7)特殊患者的入院护理服务在遵循上述工作制度的基础上,根据患者病情和实际情况,予以细化。

(二)患者出院管理制度

(1)医院病房应当建立并落实责任护士对出院患者全面负责的工作责任制。

(2)应当根据出院医嘱,提前通知患者及家属,并详细指导其做好出院准备工作,告知出院流程及注意事项。

(3)要结合出院患者的健康情况和个体化需求,做好出院指导和健康教育工作。健康教育的主要内容:饮食、用药指导,运动和康复锻炼,复诊时间及流程,居家自我护理及注意事项等,必要时提供书面健康教育材料。

(4)为出院患者提供必要的帮助和支持,确保患者安全离院。

(5)有条件的医院应当为出院患者提供延续性护理服务,通过电话、短信、微信、上门服务等多种形式提供随访服务。

(6)完成出院患者床单位的清洁消毒等工作。

二、查对制度

(一)医嘱查对

每班护士对当日医嘱要进行查对,查对无误后签全名,若有疑问必须询问清楚后执行。每周定期大核对医嘱一次,在核对本上记录核对情况并签字,如有问题及时纠正。

(二)给药查对

(1)给药前必须严格执行"三查八对"。"三查":给药前查、给药中查、给药后查;"八对":核对床号、姓名、药名、剂量、浓度、时间、用法、有效期。

(2)清点药品和使用药品前要检查药品的质量,有无变质、混浊、沉淀、絮状物等;检查标签、失效期和批号,瓶口有无松动、裂缝,如不符合要求不得使用。

(3)摆药后必须经第二人核对才可执行。

(4)对易导致过敏的药物,给药前应询问患者有无过敏史;使用毒、麻、限药时,要经过反复核对,保证准确无误给药;应用多种药物时要注意配伍禁忌。

(5)给药前,患者提出疑问,应及时查对医嘱,并向开具医嘱的医师询问清楚后才可执行。

(三)手术室查对

(1)接患者时,根据病历、手术通知单、腕带,核对患者科室、姓名、性别、年龄、住病号、诊断、拟定术式及患者所携带的物品。

（2）摆放体位前根据诊断、拟定术式、X线检查结果，与手术医师、麻醉科医师共同查对手术部位。

（3）使用无菌物品前，要严格查对灭菌有效日期、灭菌效果，确认达到标准后方可使用。

（4）病理标本需要巡回护士和洗手护士认真交接核对，妥善保管，及时登记，按时送检。

（5）在执行口头医嘱时，需巡回护士和洗手护士共同核对，如术中用药、输血等，在操作前需复述一遍，经医师核对无误后执行；手术结束后提示医师补写临时医嘱，执行护士补签字。

（6）手术结束时，洗手护士和巡回护士共同查对手术护理记录单的完成情况并签字。

（四）输血查对

（1）检查采血日期、血液质量（如有无凝血块或溶血）、血袋有无破裂。

（2）检查血袋日期、输血单与血袋标签上供血者的姓名、血型、血量是否相符，交叉配血试验结果。输血前需两名护士共同核对输血单及患者床号、姓名、住院号、血型，确认无误后方可输入。

（3）严格执行输血时的"三查八对"制度。"三查"：血的有效期、血的质量及输血装置是否完好；"八对"：姓名、床号、住院号、瓶（袋）号、血型、交叉配血试验结果、血液的种类及剂量。

（4）输血完毕将血袋放置冰箱内保留24小时，以备必要时送检。

（五）消毒供应中心查对

（1）准备器械包时查对品名、数量、质量、清洁度。

（2）发放器械包时查对名称、消毒日期。

（3）收器械包时查对数量、质量、清洁处理情况。

三、分级护理制度

（一）特级护理

1.原则

（1）病情危重，随时可能发生病情变化需要进行抢救的患者。

（2）重症监护患者。

（3）各种复杂或者大手术后的患者。

(4)严重创伤或大面积烧伤的患者。

(5)使用呼吸机辅助呼吸,并需要严密监护病情的患者。

(6)实施连续性肾脏替代治疗,并需要严密监护生命体征的患者。

(7)其他有生命危险,需要严密监护生命体征的患者。

2.护理要求

(1)入院护理要求:①备好床单位,将患者安置在危重病室或抢救室,通知有关医师接诊。②准备好急救器材和药品。③安置患者,测量患者生命体征,评估病情,完成入院护理记录。④填写患者入院相关资料。⑤完成入院宣教。⑥给予患者清洁护理。

(2)住院护理要求:①密切观察患者的生命体征和病情变化,准确记录24小时出入量。②根据医嘱,正确实施治疗、给药措施,观察、了解患者的反应。③根据患者病情,正确实施基础护理和专科护理,如口腔护理、压疮护理、气道护理及管路护理等,实施安全措施。④给予患者全面生活护理。⑤患者卧位舒适,保持功能位。⑥根据患者病情正确实施专科护理和健康教育并履行相关告知制度。⑦遵守床旁交接班制度。⑧记录重症护理记录单。

(3)出院护理/转归:遵医嘱转入相应护理级别。

(二)一级护理

1.原则

(1)病情趋向稳定的重症患者。

(2)手术后或者治疗期间需要严格卧床的患者。

(3)生活完全不能自理且病情不稳定的患者。

(4)生活部分自理,病情随时可能发生变化的患者。

2.护理要求

(1)入院护理要求:①根据病情,备好床单位、急救物品和药品,安置患者于病床。②及时通知医师接诊。③测量患者生命体征,评估患者病情,完成入院护理记录。④填写患者入院相关资料。⑤给予或帮助患者进行清洁。⑥完成入院宣教。

(2)住院护理要求:①每小时巡视患者,密切观察患者病情。②根据患者病情,测量生命体征并记录。③根据医嘱,正确实施治疗、给药措施,观察、了解患者的反应。④根据患者病情,正确实施基础护理和专科护理,如口腔护理、压疮护理、气道护理及管路护理等,实施安全措施。⑤给予或帮助患者完成生活护理。⑥根据患者病情正确实施专科护理和健康教育及功能锻炼并履行相关告知制度。⑦根据病情记录进行护理记录。

(3)出院护理/转归:遵医嘱转入相应护理级别。

(三)二级护理

1.原　则

(1)病情稳定,仍需卧床的患者。

(2)生活部分自理的患者。

2.护理要求

(1)入院护理:①备好床单位。②安置患者至床旁,通知医师接诊。③测量患者生命体征,评估患者病情,完成入院护理记录。④填写患者入院相关资料。⑤完成入院宣教。⑥帮助或协助患者完成清洁护理。

(2)住院护理:①每2小时巡视患者,观察患者病情变化。②根据患者病情,测量生命体征并记录。③根据医嘱,正确实施治疗、给药措施,观察、了解患者的反应。④根据患者病情正确实施专科护理和健康教育及功能锻炼并履行相关告知制度。⑤帮助或协助患者完成生活护理。⑥实施安全护理措施。⑦护理记录符合要求。

(3)出院护理/转归:①遵医嘱转入相应护理级别。②完成出院健康指导。②完成出院护理记录。④患者床单位按出院常规处理。

(四)三级护理

1.原　则

(1)生活完全自理且病情稳定的患者。

(2)生活完全自理且处于康复期的患者。

2.护理要求

(1)入院护理:①备好床单位。②安置患者至床旁,通知医师接诊。③测量患者生命体征,评估患者病情,完成入院护理记录。④填写患者入院相关资料。⑤完成入院宣教。⑥指导患者完成清洁护理。

(2)住院护理:①每3小时巡视患者,观察患者病情变化。②根据患者病情,测量生命体征并记录。③根据医嘱,正确实施治疗、给药措施,观察、了解患者反应。④根据患者病情正确实施专科护理和健康教育及功能锻炼并履行相关告知制度。⑤护理安全宣教到位。⑥指导患者完成生活护理,保持床单位整洁。⑦护理记录符合要求。

(3)出院护理/转归:①完成出院健康指导。②完成出院护理记录。③患者床单位按出院常规处理。

四、医嘱执行制度

（1）医师下达书面医嘱后，护士应严格执行查对制度，及时、准确执行医嘱。

（2）执行各种医嘱时，护士需检查医嘱内容是否正确，确认无误后在护士执行栏内签名，并填写执行时间。

（3）对有疑问或内容有错误的医嘱，护士应及时与负责医师沟通，确认医嘱无误后方可执行，不可搁置不理。缺少医师签字的医嘱为无效医嘱，需请负责医师签字后方可执行。

（4）输血、试敏等医嘱需双人核对，并由两名护士在护士执行栏内签字执行。毒麻药品医嘱需双人核对，护士在执行栏内签字后执行，并在毒麻药登记本上双人签字。

（5）执行过敏试验的医嘱后，应将结果在括号内标明，阳性用红笔填写（阳性），阴性用蓝笔填写（阴性）。

（6）除抢救患者或手术过程中，护士一般不执行口头医嘱。医师下达的口头医嘱，护士需复诵一遍，经医师核对无误后执行。抢救结束后应及时补记医嘱，护士应保留空药瓶以备查对，并及时在医师补录的医嘱后补签执行时间和名字。

（7）需下一班执行的医嘱，应在护士交班本上写明未执行医嘱的内容、未执行原因、接班者须注意的事项，并严格交接。

（8）整理医嘱后需两人核对后方可执行，护士长每周查对医嘱两次。

五、交接班制度

（一）坚守岗位，履行职责

值班者必须坚守岗位，履行职责，保证各项治疗与护理工作的准确、及时进行。

（二）完成当日工作

值班者必须在交班前完成本班工作，整理好用过的物品，下班前写好交班报告及各项护理记录。

（三）按时交接班

每班必须按时交接班，接班者应提前 15 分钟到岗，在接班者未到或未接清楚前，交班者不得离岗。

（四）认真对待交接班中发现的问题

交接班中如发现问题,应立即查问,接班后发生问题,应由接班者负责,交接班过程中发生问题由交班者负责。

（五）交接班内容

1.患者概况

当日住院患者总数,出院(转科、转院)、入院(转入)、手术(分娩)、危重、死亡人数。

2.重点病情

新入院患者姓名、年龄、入院时间、原因、诊断、阳性症状及体征;手术后患者回病房时间,生命体征,观察及治疗、护理重点;分娩患者的分娩方式;当日准备手术患者的手术名称、麻醉方式、术前准备情况等;危重症患者的生命体征、病情变化、与护理相关的异常指标、特殊用药情况、管路及皮肤状况;死亡患者的抢救经过、死亡时间。

3.特殊检查及治疗

交清已完成特殊检查、治疗后患者的病情;当日准备进行特殊检查、治疗患者的姓名、检查或治疗名称及准备情况。

4.护理要点

针对患者的主要问题,交清观察重点及实施治疗、护理的效果。

5.物品清点

对毒、麻、剧药品,贵重药品,急救药和仪器设备应当面交清并登记签名,如数目不符必须及时与交班护士核对,查明原因,及时补充。

6.床旁交接班

观察新入院患者和危重、抢救、昏迷、大手术、瘫痪患者的意识、生命体征。查看输液情况,皮肤和各种管路的护理情况,特殊治疗及专科护理的执行情况。

（六）巡视病房

交接班护士共同巡视和检查病房清洁、整齐、安静、安全情况。

（七）护士长评价

早交班结束时护士长应对交班内容、工作情况进行综合评价,评价前一日护理措施的效果,提出当日护理工作重点及注意事项;针对交接班中发现的问题提出改进措施,达到持续改进的目的;护士长不定期就交班内容进行提问。

六、危重症患者抢救制度

（1）医护人员发现患者病情危重需抢救时，应立即进行抢救，并通知上级医师或科主任，同时填写危重症患者报告单，送交医务科。

（2）接受成批危重患者（≥3 人）抢救时，应在抢救同时报医务科或主管院长。

（3）凡需抢救的危重患者，均由科主任或正、副主任医师负责组织，设专人治疗、护理，根据需要设科或院抢救组。

（4）各科室均应设立抢救室，备齐抢救物品，定期检查抢救设备、药品的完整和功能情况，做好记录。抢救室内的各种物品非经科主任批准不准出室或做他用。

（5）需请院内其他科室协助抢救时，可用电话或去人邀请，应邀请者应及时前往，需邀请院外人员来院抢救时，报医务科解决。

（6）对需要抢救的危重患者，有关医技科室、手术室等应积极主动进行配合，不得以各种理由拒绝或拖延。

（7）严格执行危重患者抢救的交接班制度，实行床旁交接班，负责抢救的医护人员要密切观察病情，及时正确做好各种记录并随时向上级医师、护士长汇报病情和抢救执行情况。

（8）危重患者抢救后，应及时总结经验和教训。

七、危急值报告制度

（1）危急值是指当此种检验结果出现时，表明患者可能正处于有生命危险的边缘状态，临床医师需要及时得到检验信息，迅速给予患者有效的干预措施或治疗，就可能挽救患者生命，否则就有可能出现严重后果，失去最佳抢救机会。

（2）当临床护士接到危急值报告的电话时，经复述无误后，接听护士须在检验危急值结果登记本上进行详细记录，记录内容包括日期、时间（具体到分钟）、患者姓名、科室床号、住院号、检查项目、检查结果、报告者姓名、接电话者签名、汇报医师时间（具体到分钟），被通知医师签名等项目。

（3）护士接到危急值报告的电话后，立即通知主管医师或值班医师。

（4）护士应及时执行针对危急值所下达的医嘱，相关的标本采集要及时、准确，必要时做好护理记录，实行口头或书面交接班。

八、患者身份识别管理制度

（1）严格执行查对制度，提高医务人员对患者身份识别的准确性，确保所执行的诊疗活动过程准确无误,保障每一位患者的安全。

(2)护士在采血、给药、输液、输血、手术及实施各种介入与有创治疗时,必须严格执行"三查八对"制度,至少同时使用两种患者身份识别的方法,如姓名、年龄,不得仅以病房或床号作为识别的依据。

(3)实施任何介入或有创诊疗活动前,实施者应亲自与患者(或家属)沟通,作为最后确认的手段,以确保对正确的患者实施正确的操作。

(4)建立使用腕带作为识别标识的制度,对手术、昏迷、神志不清、无自主能力的重症患者等,使用腕带作为操作前、用药前、输血前等诊疗活动识别患者的一种有效的手段。

(5)在重症监护病房、手术室、急诊抢救室等科室,使用腕带作为操作前、用药前、输血前等诊疗活动时识别患者的一种必要的手段。

(6)护士在给患者使用腕带标识时,实行双人核对。

九、药品管理制度

(一)按医嘱使用药品

病区内所有基数药品,只能供应住院患者按医嘱使用,其他人员不得私自取用。

(二)药品的专人管理

病区内基数药品应指定专人管理,负责领药、退药和保管工作。

(三)药品的清点检查

每天清点并记录,检查药品,防止积压、变质,如发现有沉淀、变色、过期、标签模糊时,立即停止使用并报药房处理。

(四)抢救药品

抢救药品必须放置在抢救车内,定量、定位放置,标签清楚,每天检查,保证随时急用。

(五)药品的存放

特殊及贵重药品应注明床号、姓名,单独存放并加锁。

(六)药品的冷藏

需要冷藏的药品(如冰干血浆、清蛋白、胰岛素等)要放在冰箱内,以免影响药效。

(七)药物使用

患者的药物专药专用,停药后及时退药。

(八)病区毒、麻药管理要求

(1)病区毒、麻药品只能供应住院患者按医嘱使用,其他人员不得私自取用、借用。

(2)设专柜存放,专人管理,严格加锁,并按需保持一定基数,交接班时,必须交接点清,双方用正楷签全名。

(3)医师开医嘱及专用处方后,方可给该患者使用,使用后保留空安瓿。

(4)建立毒、麻药使用登记本,注明患者姓名、床号、使用药名、药物剂量、使用时间,护士正楷签名。

(5)如遇长期备用医嘱且当患者需要使用时,仍需有医师所开的医嘱、专用处方,并保留空安瓿。

(九)高危药品的存放

高危药品的存放有规范,病区不得混合存放高浓度电解质制剂(包括氯化钾、磷化钾及超过0.9%的氯化钠等)、肌肉松弛剂与细胞毒化等高危药品,必须单独存放,有醒目的标志,并有使用剂量的限制。

十、消毒隔离管理制度

(一)消毒、灭菌监测

为了保证消毒隔离制度的落实,严防交叉感染,必须加强对患者用物、器械等物品的消毒、灭菌效果监测。

(二)专人监测

科室应指定专人负责监测工作,要定期检查、督促消毒隔离及无菌技术操作执行情况。

(三)监测内容

(1)对消毒液的配制方法、剂量、浓度及消毒效果进行监测,每周1~2次。使用中的消毒剂如含氯消毒剂、戊二醛等应每天监测使用浓度,如有浑浊或污染应及时更换。

(2)医院Ⅱ类环境每月做1次空气细菌培养,Ⅲ类环境每季度做1次空气细菌培养,特殊病房随时抽样检查,有报告单备查,如超过正常范围,及时查找原因,重新消毒,并再做培养。

(3)各类无菌物品,如无菌包、无菌器械、无菌持物钳等,每月抽样检测 1 次,有报告单备查。

(4)每周对高压蒸汽灭菌器进行生物监测,凡新的高压灭菌器必须进行物理、化学和生物监测,生物监测应空载连续 3 次,合格后方可使用。

(5)无菌包包装要符合要求,应进行包内、包外的化学指示物监测。灭菌物品包装的标识应注明物品名称、包装者、灭菌器编号、灭菌批次、灭菌日期和失效期。

(6)严格执行手卫生制度,每月进行医务人员的手、物体表面监测。

(四)卫生标准要求

(1)层流洁净手术室、层流洁净病房:空气菌落总数≤10 cfu/m³,物体表面菌落总数≤5 cfu/cm²,医务人员手菌落总数≤5 cfu/cm²。

(2)普通病房、产房、婴儿室、早产儿室、普通保护性隔离室、供应室无菌室、烧伤病房、重症监护病房:空气菌落总数≤ 200 cfu/m³,物体表面菌落总数≤5 cfu/cm²,医务人员手菌落总数≤5 cfu/cm²。

(3)儿科病房、妇产科检查室、注射室、换药室、治疗室、供应室、清洁室、急诊室、化验室、各类普通病房和房间:空气菌落总数≤500 cfu/m³,物体表面菌落总数≤10 cfu/cm²,医务人员手菌落总数≤10 cfu/cm²。

(4)外科、妇产科等手术科室,不得检出铜绿假单胞菌;婴儿室、新生儿病房、产房不得检出沙门菌属。

(5)对工作人员手、物体表面、医疗用品,不得检出沙门菌;凡消毒后的医疗用品,不得检出病原微生物;凡灭菌后的用物不得检出任何微生物。

十一、职业防护制度

(一)加强教育

对临床护理人员加强教育,加深临床护理人员对医疗锐器刺伤的认识及重视,掌握预防医疗锐器刺伤的措施。

(二)了解与锐器伤有关的不规范操作

在临床工作中避免和减少发生锐器伤。

(三)掌握医疗锐器处理原则及方法

减少污染物对环境及工作人员的二次污染。医疗锐器用后应放在固定的坚硬容器内,对重复使用的医疗器具应进行严格的灭菌处理。

(1)在进行侵入性操作时,要保证充足的光线,并注意防止被锐器刺伤或划伤。

(2)手术中传递锐器应使用传递容器,以免损伤医务人员。

(3)禁止重复使用一次性医疗用品,禁止弯曲被污染的针头,禁止用手分离使用过的针具和针管,禁止用手直接接触污染的针头、刀片等锐器,禁止双手回套针帽。

(4)禁止用手直接拿取被污染的破损的玻璃物品。

(5)处理污物时,严禁用手直接抓取污物,尤其是不能将手伸入到垃圾容器中向下按压废物,以免被锐器刺伤。

十二、护理不良事件管理制度

(一)定义

护理不良事件是指在护理过程中发生的、不在计划中、未预计到的或通常不希望发生的意外事件。凡在住院期间发生的跌倒/坠床、静脉输液意外、输血意外、走失、自杀、误吸/窒息、烫伤、意外脱管、意外拔管、分娩意外、意外针刺伤、约束具使用问题、转运过程问题,以及其他与患者安全相关的、非正常的护理意外事件,均属于护理不良事件。

(二)预防

(1)护理部及科室每年至少组织1次相关知识培训,使护士了解相关法律法规、规章制度及规范。

(2)工作中严格遵守法律法规、规章制度,规范护理行为。

(3)积极推进不良事件的风险评估,使用提示标识,落实跌倒、压疮、管路滑脱等不良事件的有效防范措施,加强防范意识。

(4)开展积极有效的健康教育,鼓励患者及家属参与自身不良事件的预防管理。

(三)上报

1.上报范围

护理过程中发生,不在计划中、未预计到的或通常不希望发生的事件,包括患者在医院期间发生的跌倒,用药错误,管路滑脱,压疮,识别错误,坠床,护理用品、仪器、输液、输血相关事件,烫伤及其他与患者安全相关的、非正常的护理意外行为,均属于上报范围。

2.上报方式

采取主动上报,全体护士均可通过网络表格、邮箱、电话等各种形式以实名或匿名的方式上报。

3.上报等级与时限

根据患者损伤后果分为 6 个等级,不同损伤等级按照不同时限进行上报。5~6 级不良事件即时上报,由护理部上报主管院长;3~4 级不良事件 24 小时之内上报;0~2 级不良事件 48 小时之内上报。

4.上报要求

按《不良事件报告表》要求及时上报,各级及时审核上报到护理部。匿名上报时可不受《不良事件报告表》内容限制。

(四)处理

(1)发生护理不良事件后,积极采取补救措施,将对患者造成的损伤降至最低。

(2)病区在第一时间组织分析讨论;科室每月进行不良事件分析讨论。

(3)护理部每季度对全院不良事件进行分析总结,提出防范建议。

(4)针对不良事件发生原因修订相关制度与流程,落实改进方案。

(5)不良事件处理流程:积极采取补救措施→第一时间组织分析讨论→找寻、落实改进方案→网上填写不良事件报告单→逐级在规定时间内上报至护理部,有意隐瞒、漏报→与科室绩效结合,并对责任人进行处罚。

(6)对隐瞒、漏报不良事件的科室责任人给予处罚,并纳入护理质量绩效考核。

不良事件分级标准如下。

0 级:事件已发生,但在执行前被制止。

1 级:事件发生并已执行,但未造成伤害。

2 级:轻微伤害,生命体征无改变,需进行临床观察及一般处理。

3 级:中度伤害,部分生命体征有改变,需进一步临床观察及对症处理。

4 级:重度伤害,生命体征明显改变,需提升护理级别及紧急处理。

5 级:永久性功能丧失。

6 级:死亡。

(五)激励

(1)护理意外事件信息上报用于持续质量改进,应鼓励主动上报。

（2）护理意外事件上报坚持无责、主动报告的原则。对主动报告的科室、个人相关信息，护理部将严格保密。

（3）护理部采取多种渠道方便护士上报不良事件，如护理质量管理系统、邮箱等。

（4）对主动上报意外事件和对意外事件首先提出建设性意见的科室或个人给予表扬或奖励，年底护理质量管理评分将酌情加分。

（5）凡发生不良事件但隐瞒不报的科室或个人，一经查实，根据事件具体情况给予相应的处罚，护理质量管理评分将酌情减分。

（6）所有护理人员对发生的不良事件都有主动上报的职责。

第二节　护理相关应急预案

一、住院患者发生误吸时应急处理预案

（1）当患者发生误吸时，护士快速评估，立即使患者采取俯卧位，头低脚高，叩拍背部，尽可能使吸入物排出，并通知医师和其他护士。

（2）采取有效措施和正确手法，及时清理口腔内痰液、呕吐物等。

（3）必要时建立静脉通道，准备好相应的抢救物品及药品。

（4）监测患者生命体征和血氧饱和度，如发现严重发绀、意识障碍及呼吸频率形态异常，及时通知医师，并协助处理。

（5）准确记录，做好交接班。

二、住院患者发生猝死应急处理预案

（1）快速、准确评估者意识状态及生命体征。

（2）通知医师、护士长及其他当班护士，必要时上报医务部、护理部或院总值班。

（3）立即抢救，给予紧急处理措施，如心肺复苏、给氧、心电监护、建立静脉通路等。

（4）医师到场后，积极配合医师治疗与抢救，遵医嘱给予各种抢救措施。

（5）通知患者家属，如抢救工作紧张可通知住院处，由住院处通知家属。

（6）如患者抢救无效死亡，应等患者家属到院后，再将尸体做进一步安置。

（7）向院总值班或医务部汇报抢救情况及抢救结果。

（8）做好病情记录及抢救记录。

（9）在抢救过程中，要注意对同室患者进行保护。

三、药物引起过敏性休克的应急处理预案

（1）首先切断变应原，如为输液引起，应保留输液通路，更换输液器及液体。

（2）立即通知医师、其他护士及护士长。

（3）协助患者取平卧位，给予吸氧、保暖，安慰患者，使患者积极配合治疗；发生心脏停搏时，立即实施心肺复苏。

（4）建立静脉通路，需要补充血容量时，可同时建立两条静脉通路，备齐各种抢救仪器和药品。

（5）医师到场后，积极配合医师治疗与抢救，遵医嘱给予各种抢救措施。

（6）密切观察病情变化，包括意识、瞳孔、生命体征、心律、尿量、皮肤黏膜出血、出汗、皮疹等情况，准确、详细记录抢救过程。

（7）保留导致患者发生不良反应的药物和治疗用具，填报药物不良反应监测表。

四、用药错误应急处理预案

（1）发现用药错误时，立即停止给药，报告医师，评估对患者的危害程度，并遵医嘱迅速采取补救措施。

（2）密切观察患者用药错误的不良后果及对症处理的疗效。

（3）及时按《护理不良事件管理制度》进行上报。

五、输血错误应急处理预案

（1）发现输血错误时，立即停止输血，报告医师及护士长。

（2）做好病情观察及抢救准备。

（3）根据输入血量的多少及患者的不良反应程度，按照抢救流程配合医师抢救并做好记录。

（4）保留未输完的血袋，给予患者重新抽取血样进行交叉配血试验，查找出现错误的环节，尽可能地采取补救措施。

（5）及时按《护理不良事件管理制度》进行上报。

六、患者发生输血反应时的应急处理预案

（1）患者发生输血反应时，应立即停止输血，并保留未输完的血袋，以备

检验。

(2)报告医师及病房护士长,遵医嘱给予对症处理。

(3)病情紧急的患者准备好抢救药品及物品,配合医师进行紧急治疗,并给予氧气吸入。

(4)密切观察病情变化并做好记录,安慰患者,减少患者焦虑和恐惧。

(5)上报输血科。

(6)怀疑溶血等严重反应时,将保留血袋及患者血样一起送输血科。

(7)加强巡视及病情观察,做好抢救记录。

七、患者发生输液反应应急处理预案

(1)患者发生输液反应时,应立即撤除所输液体,重新更换液体和输液器。

(2)同时报告医师并遵医嘱给药。

(3)情况严重者就地抢救。

(4)及时记录患者的病情变化和护理过程。

(5)及时报告医院感染监控科、无菌物品供应中心、护理部和药剂科。

(6)保留输液器和药液,同时取相同批号的液体、输液器和注射器送检。

八、患者输液过程中发生空气栓塞应急处理预案

(1)发现输液器内出现气体或患者出现空气栓塞症状时,立即阻止空气输入体内,更换输液器或排空输液器内残余空气。

(2)通知主管医师及病房护士长。

(3)将患者安置为左侧卧位和头低脚高位。

(4)密切观察患者病情变化,遵医嘱给予氧气吸入及药物治疗。

(5)病情危重时,配合医师积极抢救。

(6)加强巡视和病情观察,认真记录病情变化及抢救经过,做好交接班。

九、患者输液过程中发生肺水肿应急处理预案

(1)发现患者出现肺水肿症状时,立即停止输液或将输液速度降至最低。

(2)及时与医师取得联系进行紧急处理。

(3)将患者安置为端坐位,双下肢下垂,以减少回心血量、减轻心脏负担。

(4)加压给氧,减少肺泡内毛细血管渗出,同时湿化瓶内加入 20%～30% 的乙醇,改善肺部气体交换,缓解缺氧症状。

(5)遵医嘱给予镇静、强心、利尿和扩血管药物。

（6）必要时进行四肢轮流结扎，每隔5～10分钟轮流放松一侧肢体止血带，可有效减少回心血量。

（7）认真记录患者抢救过程。

（8）患者病情平稳后，加强巡视，重点交接班。

十、病区标本采集意外事件应急处理预案

（1）本预案所指标本采集意外事件是指各类标本在采集、暂存与运送过程中发生的标本采集错误及标本溶血、标本洒漏、标本容器破损等事件。

（2）接到采集标本发生意外事件的通知，应详细询问、确认事件的具体情况，记录标本采集发生意外事件的患者床号、姓名、意外事件的具体情况，立即查对医嘱，与相关责任人（标本采集执行护士）核实。

（3）事件核实后，护士应立即报告护士长。若为标本溶血、标本洒漏、标本容器破损等情况，向患者及家属做好耐心解释工作，取得配合，重新留取标本。若为标本采集错误，按护理差错相关管理规定逐级上报进行处理。

（4）护士长组织相关人员进行根本原因分析，找出存在问题，采取改进措施。

十一、患者发生管路滑脱时应急处理预案

（1）保持局部伤口的无菌状态，预防感染并及时通知医师。

（2）备好抢救药品和物品。

（3）配合医师行导管再建术的处置，并根据结果进行相应的调整。

（4）严密观察患者病情变化，及时报告医师进行处理，并做好记录。

（5）如患者自行拔除管路，给予患者适宜的约束措施，防止患者再次拔除管路。

（6）对患者及家属进行宣教，使其了解预防导管脱落的意义。

（7）按规定上报护理部。

十二、患者住院期间发生跌倒（坠床）应急处理预案

（1）发现患者不慎跌倒（坠床）后，立即赶到现场，同时通知医师。

（2）对患者情况作出初步判断，测量血压、心率、呼吸，判断患者意识等，必要时采取紧急抢救措施。

（3）医师到场后，协助医师进行检查，为医师提供信息，遵医嘱进行正确处理。

（4）如病情允许，将患者移至抢救室或患者床上。

(5)遵医嘱进行必要的检查及治疗。

(6)向上级领导汇报(夜班通知院总值班)。

(7)协助医师通知患者家属。

(8)认真记录患者坠床/摔倒的经过及抢救过程,密切观察患者病情变化,做好护理记录。

十三、患者发生躁动时的应急处理预案

(1)当患者发生躁动时,立即说服家属并制动约束患者,防止发生意外,并通知医师。

(2)监测生命体征,遵医嘱给予镇静药物,约束制动。

(3)通知家属,向家属交代病情。

(4)做好护理记录。

十四、患者转运途中突然发生病情变化时应急处理预案

(1)患者转运需专人陪同,危重患者转运需有医护人员陪同。

(2)转运途中需仔细观察患者生命体征和病情变化,注意听取患者主诉。

(3)发现患者突然发生病情变化,配合医师立即给予紧急救治。必要时立即将患者送入途中最近的医疗单元实施急救。

(4)及时通知病房主管医师、护士长。必要时报告医务部、护理部或院总值班。

(5)协助医师通知患者家属。

十五、患者有自杀倾向时应急处理预案

(1)发现患者有自杀倾向时,应立即向上级领导汇报。

(2)通知主管医师。

(3)做好必要的防范措施,包括没收锐利物品、锁好门窗,防止意外发生。

(4)通知患者家属,要求 24 小时陪护,家属如需要离开患者时应通知值班护理人员。

(5)详细交接班,同时多关心患者,准确掌握患者的心理状态。

十六、发生火灾应急处理预案

(1)发现火情后立即呼叫周围人员分别组织灭火,同时报告保卫科及上级领导,夜间通知总值班。

(2)根据火势,使用现有的灭火器材,组织人员积极扑救。

（3）火情严重时，拨打"119"报警，并告知准确方位。

（4）关好临近房间的门窗，以减慢火势扩散和蔓延。

（5）将患者撤离、疏散到安全地带，稳定患者情绪，保证患者生命安全。

（6）组织患者撤离时，不要乘坐电梯，应走安全通道。嘱患者用湿毛巾捂住口鼻，尽可能以最低的或匍匐姿势快速前进。

（7）在保证自身安全的情况下，尽可能切断电源，撤除易燃易爆物品，并尽可能抢救贵重仪器设备及重要资料。

十七、护理人员发生针刺伤时的应急处理预案

（1）医护人员在进行医疗操作时应特别注意防止被污染的锐器划伤刺破，如不慎被乙肝病毒、丙肝病毒、艾滋病病毒［人类免疫缺陷病毒（human immunode-ficiency virus，HIV）］污染的尖锐物体划伤刺破时，应立即挤出伤口血液，然后用肥皂和清水冲洗，再用碘酒和酒精消毒，必要时去急诊创伤外科进行伤口处理，根据损伤程度定期进行血源性传播疾病的检查和随访。

（2）被乙肝、丙肝抗原阳性患者血液或体液污染的锐器刺伤后，应在 24 小时内前往采血室抽血查乙肝病毒抗体和丙肝病毒抗体，必要时同时抽取患者血液进行对比，之后根据检查结果注射乙肝免疫球蛋白。刺伤后 1 个月、3 个月、6 个月进行复查。

（3）被 HIV 阳性患者血液、体液污染的锐器刺伤后，应在 24 小时内前往采血室抽血查 HIV 抗体，必要时同时抽取患者血液标本进行对比。受伤后 1 个月、3 个月、6 个月定期复查，同时遵医嘱口服拉米夫定 1 片，每天 3 次，持续1 周，并通知医务部、感染监控科进行登记、上报、追访等。

十八、化疗药物外渗应急处理预案

（1）立即停止化疗药物的输入，可保留头皮针连接注射器，回抽皮下渗液及针头中的液体，然后拔出头皮针。

（2）立即通知主管医师及病房护士长。

（3）根据化疗药物的名称、用量、浓度、输注的方法及患者的穿刺部位，评估外渗药物的量、皮肤颜色、温度，疼痛的性质和程度。

（4）了解患者有无麻醉药物过敏史，协助医师对外渗局部进行处理，防止化疗药液的扩散，减轻局部反应。

（5）抬高患肢，根据化疗药物的性质，封闭 24 小时，期间局部进行冷敷或热敷，减少外渗化疗药物的吸收。冷敷时每隔15～30 分钟取下冰袋休息 10 分钟，

以免冻伤。

（6）避免患处受压，冰敷 24 小时后可给予 50％硫酸镁湿敷，湿敷面积应覆盖外渗部位周边 2～3 cm，湿敷时间应保持 24 小时以上。

（7）外渗部位出现水疱、破溃时，将水疱抽吸干净后进行局部清创、换药。

（8）加强交接班，做好记录，严密观察局部皮肤及组织的变化。

第三节　护理健康教育

一、护理健康教育的程序

（一）评估教育需求

评估是健康教育工作的起点，是教育者发现问题、了解患者需求的有效环节。此阶段工作的重点包括明确患者急需解决的问题、患者最重要的需求、患者是否做好了接受教育的准备、患者学习的能力如何、患者目前具备的条件如何等内容。

（二）确定教育目标

健康教育目标是希望教育活动后患者能够达到的健康状态或行为的结果，也是评价教育效果的一种标准。教育目标的制定应遵循"SMART"原则，即 S（special，特异性）、M（measurable，可测量）、A（achievable，经过努力能达到的或是能完成的）、R（reliability，可靠性）、T（time bound，在明确规定时间内完成）等特征。

（三）制定教育计划

教育计划的制定是一个非常缜密的环节，涉及内容比较全面，是健康教育落实达到教育目标的基础，对教育者而言是很好的能力考验。

（1）教育计划应包含教育时间、地点、受教育对象、主要教育者、教育重点内容、教育方法及应用辅助工具、评价方法等要素及内容。

（2）教育计划制定应体现遵循目标导向原则、鼓励患者积极参与原则、可行性及灵活性等原则。

（四）实施教育计划

教育计划是健康教育的核心环节。此环节除了考验教育者专业技能外，沟通能力也在此环节得以充分展现，特别是一些重要的技巧也会用到。如教育过程中应注重教育信息的双向沟通，给患者提问的机会；适当重复重点内容加深患者的记忆，可以采用不同方式加以强化；使用适宜的教育辅助材料，调动患者参与的热情，同时增加直观性和趣味性；根据疾病特点教育可以设计成不同的形式，以提高健康教育的效果。

（五）评价教育效果

教育效果评价是考核教育效果及目标是否达成的关键环节，是完善和修改教育计划，使教育计划更有针对性地满足患者健康需求的必备过程。评价过程可根据教育内容在不同时间完成，可进行阶段性评价，也可进行结果评价或过程评价。

二、健康教育常见类型

（一）门诊教育

门诊教育是指在门诊就诊期间对患者实施的教育。由于患者所患疾病特点不同，教育方式可灵活选择。

1.教育处方

受就诊时间、空间限制，对于就诊时间短、疾病知识极度缺乏或者记忆力降低的老年患者，教育处方可以以医嘱的形式对患者的行为和生活方式予以指导。

2.候诊教育

在一些条件较好或候诊区相对独立的门诊区域，可针对候诊知识及该科的常见疾病的防治进行相关教育，不仅可以缓解患者就诊等待焦虑的情绪，而且可增加相关疾病的防控知识。

3.随诊教育与管理

随诊教育与管理是非常有效的一种教育管理方式，它具有连续性、延续性的特点。在随诊过程中不仅可根据发现的问题及时给予必要的教育指导，而且还可以做好阶段性评价工作。

4.设立教育门诊

教育门诊是一种新型的教育管理方式，其特点是可为门诊就诊患者提供个体化、有针对性的健康教育。目前它是健康教育系统模式的一种典型代表，也是教育效果最佳的表现形式。

(二)住院教育

住院教育主要目的是提升患者对自身疾病、治疗与护理的认识程度从而提高依从性,巩固住院治疗的效果,提高患者自我管理能力,进一步促进机体康复。

1.入院教育

入院教育是住院教育的起点,其目的在于使住院患者积极调整心态,尽快适应医院环境从而配合治疗和护理。主要内容涉及病房环境、相关制度、与疾病相关的一些风险等。

2.在院教育

在院教育指医护人员在患者住院期间进行的教育。此阶段教育的内容较系统,教育内容往往是循序渐进根据患者健康需要的轻重缓急、治疗护理特点有针对性地选择和实施。涉及内容主要包括疾病的病因、发病机制、症状、并发症、治疗原则、饮食、心理作用等,其主要目的是提高患者的依从性,使其更好地配合治疗。

3.术前及术后教育

术前及术后教育是保证手术效果有效的途径之一。术前教育可有效缓解患者心理压力减少神秘感所带来的焦虑,为手术实施做好相应的准备。术后教育对术后康复、减少并发症意义重大。

4.出院教育

出院教育是延续护理的起点,为患者院外能够实施自我管理奠定良好的基础。出院教育涉及的内容较为广泛,包括患者自身行为管理、药物管理、疾病随诊、家庭支持、社会支持等诸多方面。

三、护理健康教育的内容

护理涉及健康教育的内容与方法与通常意义上的健康教育内容会因教育目的不同略有差异,前者更有针对性,特殊性更加突出,而后者普适性更为明显,因此在教育内容的选择上侧重点会有所不同。

(一)疾病的防治知识

疾病的防治知识是护理健康教育的基本内容。护理人员面对的教育对象多为患者,这些受教育对象往往多患有不同的疾病,为了取得患者的配合提高疾病治愈的速度,做好相关疾病防治知识教育内容的选择至关重要。

(二)各种仪器及器械治疗的知识

随着医学的发展和进步,越来越多的仪器设备应用于临床,为临床带来更多的诊治手段。但是由于患者对一些仪器设备的作用和功能缺乏了解,常常会出现不同程度的问题,对患者和仪器本身造成负面的影响。因此做好仪器使用方面的健康指导,不仅能使患者了解仪器使用的意义,同时可减少使用风险产生的不良后果。

(三)各种检查化验的知识

化验检查是临床常用的一种诊查手段,是体现患者病情状态的客观依据。然而很多患者并不知晓所做化验指标所代表的意义,忽视甚至拒绝医师的建议,因此通过各种检查化验知识的教育一方面可使患者对检验指标意义有所认识;另一方面可使患者通过指标对自身疾病有正确的认识,配合治疗,主动根据自身病情需要完成相关检验,为合理治疗提供依据。

(四)合理用药的知识

药物治疗是最重要的治疗手段,是医护患三方均关注的医疗问题。药物的合理使用是保证患者用药安全、取得最佳治疗效果的基础。合理用药知识的教育可使患者掌握自身用药的作用、意义,积极配合治疗,同时减少患者在院外用药不当造成的风险,提高治疗的安全性。

(五)有利于健康行为与行为训练的知识

健康行为是预防各种疾病、保障生命健康的基础。然而随着经济的发展,人们的生活方式发生了巨大的变化,使得健康行为渐渐被人们所忽视甚至远离,随之引起各种急慢性疾病的暴发。然而很多人包括患者对健康行为对疾病影响的意义并不了解或知之甚少,因此开展这方面的教育意义重大,它可切断疾病发生的根源,减少疾病复发。

四、健康教育常用的方法

(一)一对一教育

一对一教育目前是临床中非常有效的一种教育手段。它可以根据患者实际需求进行"量身定制",目的性强,在征集患者存在健康问题的基础上,能够根据患者意愿确定优选问题并与患者共同制定教育计划、干预措施及目标,有的放矢解决患者存在的问题。

（二）小组教育

小组教育是目前在临床中常用的一种教育模式,与一对一教育相比既能节省教育者人力同时又能覆盖较多的被教育者。在教育过程中可以将大家感兴趣的同一主题或内容进行讨论,达成共识并分享经验。

（三）集体教育

集体教育常见的形式多为大课堂教育,它可覆盖更多更广的人群,有一定的声势会产生较大的影响力。

（四）同伴支持教育

同伴支持教育是近年来比较有影响力的一种教育模式,其特点是将有相似或相同病情或疾病经历的患者组织在一起,相互之间无等级,他们可将共同的疾病经历和感受进行分享,做到彼此聆听、自由讨论,进而产生共鸣。

由于健康教育所处的环境不同,面对的教育对象也各有差异,因此健康教育方法的选择也应因人而异、因地制宜。健康教育的方法也不是单一的,必要时可以评估患者具体情况和需求,将几种方法结合在一起使用,达到取长补短的作用,使健康教育的效果达到最大化。

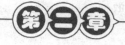

常用护理技术

第一节 口服给药

一、目的

（1）协助患者遵照医嘱，安全、正确地服下药物，从而减轻症状、治疗疾病，维持正常生理功能。

（2）协助诊断和预防疾病。

二、评估

（一）评估患者

（1）双人核对医嘱。

（2）核对床号、姓名、病历号和腕带（请患者自己说出床号和姓名）。

（3）评估患者病情、意识状态、是否留置鼻胃管、有无吞咽困难、呕吐、禁食、生命体征和血糖情况等。

（4）评估患者对服药相关知晓、心理反应和合作程度。

（二）评估环境

安静整洁，宽敞明亮。

三、操作前准备

（一）人员准备

仪表整洁，符合要求。洗手、戴口罩。

（二）物品准备

发药车上层放置口服药单、药盘、药物、药杯（必要时准备药匙、量杯、滴管、吸水管等)、温开水、治疗巾,以上物品符合要求,均在有效期内。发药车下层放置生活垃圾桶、医疗废物桶、含有效氯 500 mg/L 的消毒液桶。

四、操作程序

(1)按发药时间携用物推车至患者床旁,将口服药单与床号、姓名、病历号和腕带核对(请患者自己说出床号和姓名)。

(2)协助患者摆舒适体位,保证水温适宜,再将口服药发给患者。

(3)协助患者服药,并确认患者服下。

(4)发药后,应再次核对口服药单和患者信息,在发药单上签名和记录发药时间。

(5)告知患者服药后注意事项,如有不适及时呼叫,将信号灯放在触手可及处。

(6)将使用后的口服药杯放进含有效氯 500 mg/L 消毒液桶内。

(7)用快速手消毒剂消毒双手,推车回治疗室,按医疗废物处理原则处理用物。

五、注意事项

(1)注意药物之间的配伍禁忌。

(2)用温开水而不用茶水服药。

(3)对牙齿有腐蚀作用的药物应用吸水管吸服后漱口。

(4)吞服缓释片、肠溶片、胶囊时不可嚼碎。

(5)舌下含片应放舌下或两颊黏膜与牙齿之间待其溶化。

(6)一般情况下,健胃药宜在饭前服,助消化药和对胃黏膜有刺激性的药物宜在饭后服,催眠药在睡前服,驱虫药在空腹或半空腹服用。

(7)抗生素和磺胺类药物需在血液内保持有效浓度,应准时服药。

(8)服用对呼吸道黏膜起安抚作用的药物后不宜多饮水。

(9)某些磺胺类药物经肾脏排出,尿少时易析出结晶堵塞肾小管,服药后多饮水。

(10)服强心苷类药物时需加强对心率、心律的监测,脉率低于 60 次/分或心律不齐时应暂停服用,并告知医师。

(11)不能吞咽的患者和鼻饲患者,将药研碎后溶解,从胃管注入,注入前后用少许温开水冲净胃管,并记录。

(12)当患者外出不在病房时,须在其床头桌上放置提示牌,提醒患者回病室后与护士联系,及时补发药物并在相应位置上签字,补发药物时核对过程同发药程序。

第二节 皮 下 注 射

一、目的

（1）注入小剂量药物，用于不宜口服给药而需在一定时间内发生药效时。

（2）预防接种。

（3）局部供药，如局部麻醉用药。

二、评估

（一）评估患者

（1）双人核对医嘱。

（2）核对患者床号、姓名、病历号和腕带（请患者自己说出床号和姓名）。

（3）评估患者病情、意识状态、配合能力、用药史、过敏史、不良反应史等。

（4）向患者解释操作目的和过程，取得患者配合。

（5）查看注射部位皮肤情况（皮肤颜色，有无皮疹、感染）。

（6）协助患者取舒适坐位或卧位。

（二）评估环境

安静整洁，宽敞明亮，必要时遮挡。

三、操作前准备

（一）人员准备

仪表整洁，符合要求。洗手，戴口罩。

（二）按医嘱配制药液

（1）操作台上放置注射盘、纸巾、无菌治疗巾、无菌镊子、2 mL 注射器、医嘱用药液、安尔碘、75％乙醇、无菌棉签。

（2）双人核对药液标签、药名、浓度、剂量、有效期、给药途径。

（3）检查瓶口有无松动，瓶身有无破裂，药液有无混浊、沉淀、絮状物和变质。

（4）检查注射器、安尔碘、75％乙醇、无菌棉签等，包装无破裂，在有效期内。

（5）按正规操作抽吸药液，并贴好标识，置于无菌盘内。

（6）再次核对药液，记录时间并签字。

(三)物品准备

治疗车上层放置无菌盘(内置抽吸好的药液)治疗盘(安尔碘、75％乙醇)、注射单、快速手消毒剂,以上物品符合要求,均在有效期内。治疗车下层放置生活垃圾桶、医疗废物桶、锐器桶。

四、操作程序

(1)携用物推车至患者床旁,核对床号、姓名、病历号和腕带(请患者自己说出床号和姓名)。

(2)根据注射目的选择注射部位(上臂三角肌下缘、两侧腹壁、后背、股前侧和外侧等)。

(3)常规消毒皮肤,待干。

(4)二次核对患者床号、姓名和药名。

(5)排尽空气;取干棉签夹于左手示指与中指之间。

(6)一手绷紧皮肤,另一手持注射器,示指固定针栓,针头斜面向上,与皮肤成30°～40°角(过瘦患者可捏起注射部位皮肤,并减少穿刺角度)快速刺入皮下,深度为针梗的1/2～2/3;松开紧绷皮肤的手,抽动活塞,如无回血,缓慢推注药液。

(7)注射完毕用无菌干棉签轻压针刺处,快速拔针后按压片刻。

(8)再次核对患者床号、姓名和药名,注射器按要求放置。

(9)协助患者取舒适体位,整理床单位,并告知患者注意事项。

(10)快速手消毒剂消毒双手,记录时间并签字。

(11)推车回治疗室,按医疗废物处理原则处理用物。

(12)洗手,根据病情书写护理记录单。

五、注意事项

(1)遵医嘱和药品说明书使用药品。

(2)长期注射者应注意更换注射部位。

(3)注射中、注射后观察患者不良反应和用药效果。

(4)注射<1 mL药液时须使用1 mL注射器,以保证注入药液剂量准确无误。

(5)持针时,右手示指固定针栓,但不可接触针梗,以免污染。

(6)针头刺入角度不宜超过45°,以免刺入肌层。

(7)尽量避免应用对皮肤有刺激作用的药物作皮下注射。

(8)若注射胰岛素时,需告知患者进食时间。

第三节　输液泵使用

一、目的

（1）精确控制单位时间内静脉输液的量。

（2）持续监测静脉输液过程中的各种异常情况，提高输液安全性。

二、评估

（一）评估患者

（1）双人核对医嘱。

（2）核对患者床号、姓名、病历号和腕带（请患者自己说出床号和姓名）。

（3）评估患者病情、年龄、意识状态和配合能力。

（4）评估患者穿刺部位皮肤和血管情况：皮肤完整，血管有弹性。

（5）向患者解释操作目的和过程，取得患者配合。

（6）询问患者是否需要去卫生间。

（7）备好输液架于床旁，并告知患者下床时注意安全。

（二）评估环境

安静整洁，宽敞明亮；床旁有电源，电源设备完好。

三、操作前准备

（一）人员准备

仪表整洁，符合要求。洗手，戴口罩。

（二）输液泵检查

接通输液泵电源，检查输液泵处于完好备用状态。核对根据医嘱所配制的药液，药液包装完好、无混浊、无沉淀、在有效期内。

（三）药液配制

遵医嘱配制药液。

（四）物品准备

治疗车上层放置输液泵、药液袋，治疗盘内放安尔碘、无菌棉签、输液胶贴、排液用小碗、备用输液器（泵管）和头皮针各 1 套，止血带、输液垫巾、输液泵、快速手消毒剂、输液巡视卡。以上物品符合要求，均在有效期内。治疗车下层放置医疗废物桶、生活垃圾桶、锐器桶、含有效氯 500 mg/L 的消毒液桶。

四、操作程序

（1）携用物推车至患者床旁，核对患者床号、姓名、病历号和腕带（请患者自己说出床号和姓名）。

（2）将输液泵固定在输液架上，接通电源。

（3）将输液袋挂在输液架上，取下输液器外包装，取出输液器，排气管弃于锐器桶内，输液袋外包装弃于生活垃圾桶内。拧紧头皮针与输液器连接处，打开水止，常规排气，气体通过过滤器至输液器头皮针上方，关闭水止。

（4）打开输液泵门，将输液器茂菲小壶下段输液管部分正确安装在输液泵内，关闭输液泵门。

（5）打开输液泵电源开关，根据医嘱调节输液速度和预定输液量（须经双人核对）。

（6）备好输液胶贴于治疗盘内侧，协助患者取舒适卧位。

（7）暴露患者穿刺部位皮肤，将输液垫巾垫于穿刺部位下方，取出止血带垫于穿刺部位下方，系好止血带，止血带位于穿刺点上方 7.5～10.0 cm 处。

（8）安尔碘棉签消毒穿刺部位皮肤，以穿刺点为中心，由内向外螺旋式旋转擦拭消毒皮肤，直径＞5 cm，棉签用后弃于医疗废物桶内。

（9）再次核对患者床号、姓名和药名。

（10）松开水止，撤去头皮针护帽弃于生活垃圾桶内，启动输液泵，排净输液器下端气体于小碗内，暂停输液泵。

（11）嘱患者握拳，使静脉充盈，绷紧穿刺部位皮肤进针，见回血后再将针头沿静脉送入少许，松开止血带，嘱患者松拳。

（12）护士以拇指固定头皮针翼，用第 1 条胶贴固定头皮针翼，启动输液泵，再取一条带无菌敷料的胶贴贴于穿刺点处，第 3 条胶贴固定好过滤器上方的输液器，第 4 条胶贴固定盘好的头皮针导管，4 条胶贴平行贴放，不得重叠。

（13）将输液垫巾与止血带对折取出，将垫巾弃于生活垃圾桶，止血带泡入含有效氯 500 mg/L 消毒液桶内。

（14）再次观察回血，确保输液通畅。整理患者衣物和床单位，观察患者有无输液反应，将呼叫器放于患者枕边。

（15）快速手消毒剂消毒双手,再次核对患者床号、姓名和药名,书写输液巡视卡并签字,将输液巡视卡挂于输液架上。

（16）推车回治疗室,按医疗废物处理原则处理用物。

（17）洗手,在输液卡上签字并记录时间。书写护理记录单。

五、注意事项

（1）正确设定输液速度和其他必须参数,防止设定错误延误治疗。

（2）随时查看输液泵的工作状态,及时排除报警、故障,防止液体输入失控。

（3）注意观察患者穿刺部位皮肤情况,防止发生液体外渗,出现外渗及时给予相应处理。

（4）使用输液泵输液时,应先确定输液通畅,然后再输入药物。

第四节　静脉血标本采集

一、目的

（1）留取全血标本。

（2）留取血清标本。

（3）留取血培养标本,培养检测血液中的病原菌。

二、评估

（一）评估患者

（1）双人核对医嘱。

（2）核对患者床号、姓名、病历号和腕带(请患者自己说出床号和姓名)。

（3）评估患者寒战或发热的高峰时间。

（4）评估患者病情和年龄、临床诊断、抗生素使用情况、意识状态和配合能力。

（5）评估穿刺部位皮肤、血管状况和肢体活动度。

（6）向患者解释操作目的、方法、注意事项和指导患者配合。

（二）评估环境

安静整洁,宽敞明亮。

三、操作前准备

(一)人员准备

仪表整洁,符合要求。洗手,戴口罩。

(二)物品准备

治疗车上层放置治疗盘(内置无菌棉签、安尔碘、排液小碗)、止血带、采血垫巾、一次性注射器2支或真空采血器2套、血培养瓶1个或一次性真空血培养瓶1个、血培养单、快速手消毒剂、按需要准备酒精灯和火柴,以上物品符合要求,均在有效期内。治疗车下层放置医用废物桶、生活垃圾桶、锐器盒。

四、操作程序

(一)核对患者信息

携用物推车至患者床旁,操作者拿化验单、标本容器与患者核对床号、姓名、病历号和腕带(请患者自己说出床号和姓名)。

(二)协助患者摆好体位

协助患者取安全舒适体位,暴露穿刺部位,穿刺部位下方铺垫巾,取出止血带垫于穿刺部位下方。

(三)消毒皮肤

取出干棉签,常规消毒皮肤,消毒后的棉签置于医疗废物桶内。

(四)放置止血带

系好止血带,止血带距进针部位 7.5～10.0 cm。

(五)注射器采血

(1)持一次性注射器,将针头旋紧。

(2)取一根干棉签夹于右手中指与环指间备用。

(3)再次核对患者床号和姓名。

(4)右手持注射器,嘱患者握拳,穿刺、抽血,按静脉注射法行静脉穿刺,见回血后抽取所需血量。

(5)抽血完毕,松止血带,嘱患者松拳,迅速拔出针,按压局部1～2分钟。

(6)将血液注入标本容器。

全血标本:取下针头,将血液沿管壁缓慢注入盛有抗凝剂的试管内,使血液与抗凝剂充分混匀。

血清标本:取下针头,将血液沿管壁缓慢注入干燥试管内。

血培养标本:先除去密封瓶铝盖中心部分,常规消毒瓶塞,更换针头后将血液注入瓶内,轻轻摇匀。如有培养瓶需要打开瓶盖注入血液,点燃酒精灯,血培养的瓶口在酒精灯火焰上消毒,取下针头后将血液缓缓注入标本容器,旋紧瓶塞,轻轻摇匀。

(六)用物处理

(1)棉签放于医疗废物桶内,针头直接放入锐器盒内,将采血器浸泡于含有效氯 500 mg/L 消毒液中。

(2)对折取出止血带与垫巾,垫巾放入生活垃圾桶,将止血带浸泡于含有效氯 500 mg/L 消毒液中。

(七)协助患者恢复体位

协助患者恢复舒适体位,整理床单位,呼叫器放于患者枕边,并做好解释工作。

(八)穿刺后消毒

快速手消毒剂消毒双手,推车回治疗室,整理用物。

(九)送检

洗手,脱口罩,及时送检血标本。

五、注意事项

(1)严格执行查对制度和无菌操作制度。

(2)血培养瓶应在室温下避光保存。

(3)根据是否使用过抗生素,准备合适的需氧瓶和厌氧瓶。

(4)间歇性寒战者应在寒战或体温高峰前取血;当预测寒战或高热时间有困难时,应在寒战或发热时尽快采集血培养标本。

(5)已使用过抗生素治疗的患者,应在下次使用抗生素前采取血培养标本。

(6)血标本注入厌氧菌培养瓶时,注意勿将注射器中空气注入瓶内。

(7)两次血培养标本采集时间至少间隔 1 小时。

(8)经外周穿刺的中心静脉导管采取血培养标本时,每次至少采集 2 套血培养,其中 1 套从独立外周静脉采集,另一套从导管采集。2 套血培养的采血时间必须接近(<5 分钟),并做好标记。

(9)一次性真空血培养瓶的采集方法同真空静脉采血方法。

第五节　咽拭子标本采集

一、目的

取咽部和扁桃体分泌物做细菌培养或病毒分离,以协助诊断。

二、评估

(一)评估患者

(1)双人核对医嘱,标签贴于标本容器上。

(2)核对患者床号、姓名、病历号和腕带(请患者自己说出床号和姓名)。

(3)评估患者的病情、意识状态、治疗情况,心理状态和配合能力。

(4)向患者和家属解释标本采集的目的、方法、注意事项和配合要点。

(二)评估环境

安静整洁,宽敞明亮,室温适宜,光线充足。

三、操作前准备

(一)人员准备

仪表整洁,符合要求。洗手,戴口罩。

(二)物品准备

治疗车上层放置无菌咽拭子培养管、酒精灯、火柴、压舌板(必要时使用)、手电筒、化验单、快速手消毒剂,以上物品符合要求,均在有效期内。治疗车下层放置生活垃圾桶、医疗废物桶。

四、操作程序

(1)携用物推车至患者床旁,操作者拿化验单与患者核对床号、姓名、病历号和腕带(请患者自己说出床号和姓名)。

(2)协助患者取安全舒适体位。

(3)点燃酒精灯,嘱患者张口发"啊"音,暴露咽喉,用培养管内的消毒长棉签擦拭两侧腭弓和咽、扁桃体上的分泌物。

(4)试管口在酒精灯火焰上消毒,然后将留取好标本的棉签快速插入试管中,塞紧。

(5)再次核对患者床号和姓名。

(6)快速手消毒剂消毒双手,推车回治疗室,及时送检。

(7)洗手,按要求书写护理记录单。

五、注意事项

(1)避免交叉感染。

(2)做真菌培养时,须在口腔溃疡面上采集分泌物。

(3)注意棉签不要触及其他部位,防止污染标本,影响检验结果。

(4)避免在进食后 2 小时内留取标本,以防呕吐。

第六节 痰标本采集

一、目的

(一)常规痰标本

检查痰液中的细菌、虫卵或癌细胞等。

(二)痰培养标本

检查痰液中的致病菌,为选择抗生素提供依据。

(三)24 小时痰标本

检查 24 小时的痰量,并观察痰液的性状,协助诊断或做浓集结核分枝杆菌检查。

二、评估

(一)评估患者

(1)双人核对医嘱。核对化验条码后贴在标本瓶上。

(2)评估患者的年龄、病情、治疗、排痰情况和配合程度。

(3)评估患者口腔黏膜有无异常。

(4)观察痰液的颜色、性质、量、分层、气味、黏稠度和有无肉眼可见的异常物质等。

(5)向患者解释操作目的、方法、注意事项和指导患者配合。

(二)评估环境

安静整洁,宽敞明亮,必要时遮挡。

三、操作前准备

(一)人员准备

仪表整洁,符合要求。洗手,戴口罩。

(二)物品准备

根据检验目的的不同治疗车上层放置痰盒或无菌痰盒、漱口溶液或广口大容量集痰瓶、漱口杯、快速手消毒剂。如患者无力咳嗽或不合作者,准备集痰器、吸引器、吸痰管、一次性无菌手套,以上物品符合要求,均在有效期内。治疗车下层放置生活垃圾桶、医疗废物桶。

四、操作程序

(一)核对患者信息

携用物推车至患者床旁,操作者拿化验单与患者核对床号、姓名、病历号和腕带(请患者自己说出床号和姓名)。

(二)协助患者摆好体位

协助患者取安全舒适体位。

(三)收集痰标本

1.常规标本

(1)自行咳痰采集法:晨痰为佳,用冷开水漱口,深吸气数次后用力咳出气管深部痰液置于痰盒中,标本量不少于1 mL,痰量少或无痰患者可用10%盐水雾化吸入后,将痰液咳出。

(2)无力咳痰或不合作者:取合适体位,叩击胸背部,集痰器分别连接吸引器和吸痰管吸痰,置痰液于集痰器中。

2.痰培养标本

(1)自行咳痰采集法:晨起、漱口,深呼吸数次后用力咳出气管深处的痰液置于无菌痰盒。

(2)无力咳痰或不合作者:取合适体位,叩击胸背部,集痰器分别连接吸引器和吸痰管吸痰,置痰液于集痰器中。

3.24 小时痰标本

（1）晨起（7 时）漱口后第一口痰起至次晨（7 时）漱口后第一口痰止。在广口集痰瓶内加入少量清水。患者起床后漱口后第一口痰液开始留取,至次日晨起床后最后一口痰结束,全部痰液留入集痰瓶内,记录痰标本总量、外观和性状。

（2）无力咳痰或不合作者：患者取适当半卧位,先叩击患者背部,然后将集痰器与吸引器连接,抽取痰液 2～5 mL 于集痰器内。

（四）再次核对患者信息

再次核对患者床号和姓名。

（五）送检

快速手消毒剂消毒双手,推车回治疗室,及时送检。

（六）记录

洗手,按要求书写护理记录单。

五、注意事项

（1）除 24 小时痰培养标本外,痰液收集时间宜选择在清晨。

（2）查痰培养和肿瘤细胞的标本应及时送检。

（3）避免在进食后 2 小时内留取咽拭子,以防呕吐,棉签不要触及其他部位以免影响检验结果。

（4）告知患者避免唾液、漱口水、鼻涕等混入痰中。

第七节 尿培养标本采集

一、目的

明确尿液中致病菌,为临床诊断和治疗提供依据。

二、评估

（一）评估患者

（1）双人核对医嘱。

（2）核对患者床号、姓名、病历号和腕带（请患者自己说出床号和姓名）。

（3）评估患者病情和年龄、临床诊断、意识状态和配合能力。

（4）评估患者排尿时间和次数，目前是否使用抗生素。

（5）向患者解释操作目的、方法、注意事项和指导患者配合。

（二）评估环境

安静整洁，宽敞明亮，必要时遮挡。

三、操作前准备

（一）人员准备

仪表整洁，符合要求。洗手，戴口罩。

（二）物品准备

治疗车上层放置碘伏、无菌治疗盘、棉球、无菌标本瓶、酒精灯、火柴、持物钳、一次性手套，以上物品符合要求，均在有效期内。治疗车下层放置生活垃圾桶、医疗废物桶。

四、操作程序

（1）携用物推车至患者床旁，操作者拿化验单与患者核对床号、姓名、病历号和腕带（请患者自己说出床号和姓名）。

（2）嘱患者用清水、肥皂清洁外阴。

（3）用0.05％碘伏溶液将无菌治疗盘中的棉球浸湿，放置于无菌盘中备用。

（4）携用物推车至患者床旁，核对患者核对床号、姓名、病历号和腕带（请患者自己说出床号和姓名）。

（5）护士关闭门窗，拉好隔帘，注意保护患者隐私。

（6）嘱患者平卧位，双腿屈起外展暴露会阴部。护士为患者进行局部消毒2次，并注意患者保暖。

（7）点燃酒精灯，护士戴一次性手套用持物钳夹住无菌标本瓶消毒标本瓶口，嘱患者排一部分尿于便盆中，护士持无菌瓶留取患者中段尿液，尿液量＞10 mL。燃烧瓶口消毒后盖紧瓶盖，立即送检。

（8）安置好患者，协助患者穿衣保暖。

（9）快速手消毒剂消毒双手，推车回治疗室，整理用物，及时送检。

五、注意事项

（1）严格执行无菌操作。

（2）尿液收集要新鲜，放置时间不宜超过 1 小时，否则细菌大增，出现假阳性。

（3）膀胱内尿液停留时间短（＜6 小时），或饮水太多稀释了尿中细菌，会影响结果的正确性。

（4）中段尿收集不符合标准，外阴消毒对尿培养影响很大，消毒液过多而混入尿标本，抑制了细菌生长，出现假阴性结果，留取尿液时瓶口不要被会阴部皮肤污染。

（5）尿培养前曾使用抗菌药物，可出现假阴性。

（6）采集尿液，最好留清晨第一次尿液。

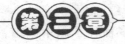

常见症状的护理

第一节 发 热

发热是在致热源作用下或因各种原因引起体温调节中枢功能紊乱,使机体产热增多,散热减少,体温升高超出正常范围。发热可分为感染性发热和非感染性发热两大类。感染性发热较常见,由病原体引起;非感染性发热可由病原体之外的各种物质引起,目前越来越引起人们的关注。

发热过程包括3个时期:①体温上升期,其特点是产热大于散热,主要表现为皮肤苍白、疲乏无力、干燥无汗、畏寒,甚至寒战。②高热持续期,其特点是产热和散热趋于平衡,主要表现为面色潮红、口唇干燥、皮肤灼热、全身不适等。③体温下降期,其特点是散热大于产热,体温恢复到正常水平,主要表现为大汗、皮肤潮湿等。

将发热患者在不同时间测得的体温数值分别记录在体温单上,再将各体温数值点连接起来成体温曲线,该曲线的不同形态称为热型。某些发热性疾病具有独特的热型,细致观察有助于疾病诊断。常见热型及常见疾病对照见表3-1。

表 3-1 常见热型及常见疾病对照表

热型	发热特点	常见疾病
稽留热	体温持续在 39～40 ℃达数天或数周,24 小时波动范围不超过 1 ℃	大叶性肺炎、伤寒、斑疹伤寒、流行性脑脊髓膜炎
张驰热	体温在 39 ℃以上,24 小时内温差达 1 ℃以上,体温最低时仍高于正常	败血症、风湿热、重症肺结核、化脓性炎症等

续表

热型	发热特点	常见疾病
间歇热	体温骤然升高至 39 ℃以上持续数小时或更长,然后下降至正常或正常以下,经过一个间隙,体温又升高,并反复发作,即高热期和无热期交替出现	疟疾、急性肾盂肾炎
回归热	体温急剧上升至 39 ℃以上,持续数天后又骤然下降,但数天后又再出现	回归热、霍奇金病
波状热	体温逐渐上升达 39 ℃或以上,发热数天后逐渐下降,数天后又再发热	布鲁菌病
不规则热	发热无规律,且持续时间不定	结核病、支气管肺炎、流行性感冒、癌性发热

一、观察要点

(一)监测体温变化

一般每天测 4 次体温,高热时应 4 小时测量 1 次,待体温恢复正常 3 天后,改为每天 1 或 2 次。注意发热热型、程度及经过等。若体温超过 38.5 ℃,遵医嘱给予物理降温或药物降温,30～60 分钟后复测体温,并做好记录和交班。

(二)注意水、电解质平衡

了解血常规、血细胞比容、血清电解质等变化。在患者大量出汗、食欲不佳及呕吐时,应密切观察有无脱水现象。

(三)观察末梢循环情况

高热而四肢末梢厥冷、发绀等提示病情加重。

(四)并发症观察

注意有无抽搐、休克等情况的发生。

二、护理措施

(一)降温

降温可选用物理或化学降温方法。物理降温有局部和全身冷疗两种,局部冷疗采用冷毛巾、冰袋、化学致冷袋,通过传导方式散热;全身冷疗应用温水或乙醇擦浴达到降温目的。药物降温通过机体蒸发散热达到降温目的,使用时应注意药物剂量,尤其是年老体弱及有心血管疾病者应防止虚脱或休克现象的发生。

(二)休息与活动

休息可减少能量的消耗,有利于机体康复。高热患者需卧床休息,低热者可酌情减少活动,适当休息。有谵妄、意识障碍的患者应加床档,防止坠床。保持室内温湿度适宜,空气新鲜,定时开窗通风。

(三)补充营养和水分

提供富含维生素、高热量、营养丰富、易消化的流食或半流食。鼓励患者多饮水,以每天 3 000 mL 为宜,以补充高热消耗的大量水分,并促进毒素和代谢产物的排出。

(四)口腔和皮肤护理

每天酌情口腔护理 2～3 次或晨起、进食前后漱口。注意皮肤清洁卫生,穿棉质内衣,保持干燥。对于长期高热者,应协助其改变体位,防止压疮、肺炎等并发症出现。

(五)用药护理

遵医嘱正确应用抗生素,保证按时、足量、现用现配。

(六)心理护理

注意患者心理变化,及时进行疏导,保持患者心情愉快,使之处于接受治疗护理最佳状态。

三、指导要点

(1)指导患者了解发热的处理方法,告诉患者忌自行滥用退热药及消炎药。
(2)指导患者注意休息,有利于机体康复。
(3)指导患者食用易消化、高碳水化合物的饮食,多饮水。
(4)保持口腔清洁,着宽松、棉质、透气的衣服,以利于排汗。
(5)指导患者积极配合治疗和护理

第二节 呼吸困难

呼吸困难是指患者主观感觉空气不足、呼吸不畅;客观表现为呼吸用力,严重时可出现张口呼吸、鼻翼翕动、端坐呼吸、甚至发绀,辅助呼吸肌参与呼吸运动,并且伴有呼吸频率、深度及节律异常。

一、分类

根据发生机制及临床特点,将呼吸困难归纳为以下5种类型。

(一)肺源性呼吸困难

肺源性呼吸困难主要是由呼吸系统疾病引起的通气、换气功能障碍导致缺氧和/或二氧化碳潴留。临床上分为以下几种。

1.吸气性呼吸困难

其特点为吸气时呼吸困难显著,重者出现胸骨上窝、锁骨上窝和肋间隙凹陷,即"三凹征";常伴有干咳及高调哮鸣,多见于喉水肿、气管异物、肿瘤或痉挛等引起上呼吸道机械性梗阻。

2.呼气性呼吸困难

其特点是呼吸费力,呼气时间延长,常常伴有哮鸣音,多见于支气管哮喘、慢性阻塞性肺疾病等。

3.混合性呼吸困难

吸气和呼气均感费力,呼吸频率增快,呼吸变浅,常常伴有呼吸音减弱或消失,常由重症肺炎、大量胸腔积液和气胸所致。

(二)心源性呼吸困难

心源性呼吸困难最常见的病因是左心衰竭,亦见于右心衰竭、心包积液等,临床常见表现如下。

1.劳力性呼吸困难

患者常在体力活动时发生或加重,休息后缓解或消失,为左心衰竭最早出现症状。

2.夜间阵发性呼吸困难

患者在夜间已入睡后因突然胸闷、气急而憋醒,被迫坐起,呼吸深快。轻者数分钟后症状逐渐缓解,重者可伴有咳嗽、咳白色泡沫痰、气喘、发绀、肺部哮鸣音,称为心源性哮喘。

3.端坐呼吸

患者呼吸困难明显,不能平卧,而被迫采取高枕卧位、半卧位或坐位。

(三)中毒性呼吸困难

中毒性呼吸困难是指药物或化学物质抑制呼吸中枢引起的呼吸困难,如酸中毒时出现深而大的呼吸困难等。

(四)神经性或精神性呼吸困难

神经性或精神性呼吸困难常引起呼吸变慢、变深,并伴有节律异常,如吸气突然终止、抽泣样呼吸等。精神性呼吸困难常见于癔症患者。

(五)血源性呼吸困难

重症贫血可因红细胞数量减少,血氧不足而引起气促,尤以活动后加剧;大出血或休克时因缺血及血压下降,刺激呼吸中枢而引起呼吸困难。

二、观察要点

(一)动态观察患者呼吸情况和伴随症状

判断患者呼吸困难的类型。

(二)监测血氧饱和度、动脉血气变化

有条件可监测血氧饱和度、动脉血气变化,若血氧饱和度降低到 94% 以下或病情加重,应及时处理。

(三)密切观察呼吸困难改善情况

密切观察呼吸困难改善情况,如发绀是否减轻,听诊肺部湿啰音是否减少。

三、护理措施

(一)体位

患者采取身体前倾坐位或半卧位,可使用枕头、靠背架或床边桌等支撑物,以自觉舒适为原则。避免过厚盖被或穿紧身衣服而加重胸部压迫感。

(二)保持呼吸道通畅

指导并协助患者进行有效的咳嗽、咳痰;每 1~2 小时协助翻身 1 次,并叩背使痰液排出;饮水、口服或雾化吸入祛痰药可湿化痰液,使痰液便于咳出或吸出。

(三)氧疗和机械通气的护理

根据呼吸困难的类型、严重程度不同,进行合理氧疗和机械通气。监测和评价患者的反应,安全管理机械通气系统,预防并发症,满足患者的基本需要。

(四)休息与活动

选择安静舒适、温湿度适宜的环境,合理安排休息和活动量,调整日常生活方式。若病情许可,改变运动方式和有计划地增加运动量,如室内走动、室外散

步、快走、慢跑、打太极拳等,逐步提高活动耐力和肺活量。

(五)呼吸训练

指导患者做缓慢深呼吸、腹式呼吸、缩唇呼吸等,训练呼吸肌,延长呼气时间,使气体能完全呼出。

(六)心理护理

呼吸困难引起患者烦躁不安、恐惧,而这些不良情绪反应又可进一步加重病情。因而医护人员应评估患者的心理状况,安慰患者,使其保持情绪稳定,增强安全感。

四、指导要点

(1)指导患者采取舒适卧位,合理安排休息与活动。

(2)指导患者保持呼吸道通畅,合理氧疗和机械通气。

(3)指导患者做缓慢深呼吸、腹式呼吸、缩唇呼吸等。

(4)指导患者积极配合治疗和护理。

第三节　恶心与呕吐

呕吐是胃内容物返入食管,经口吐出的一种反射动作,分为恶心、干呕和呕吐3个阶段,亦有呕吐可无恶心或干呕的先兆。恶心是一种可以引起呕吐冲动的胃内不适感,常为呕吐的前驱感觉,亦可单独出现,主要表现为上腹部特殊不适感,常常伴有头晕、流涎、脉搏缓慢、血压降低等迷走神经兴奋症状。呕吐可将胃内有害物质吐出,是机体的一种防御反射,具有一定保护作用,但大部分并非由此引起,且频繁而剧烈的呕吐可引起脱水、电解质紊乱等并发症。

一、分类

恶心与呕吐的病因很多,按发病机制可归纳如下。

(一)反射性呕吐

(1)胃炎、消化性溃疡并发幽门梗阻、胃癌。

(2)肝脏、胆囊、胆管、胰、腹膜的急性炎症。

(3)胃肠功能紊乱引起的心理性呕吐。

(二)中枢性呕吐

中枢性呕吐主要由中枢神经系统疾病引起,如颅内压升高、炎症、损伤等。

(三)前庭障碍性呕吐

前庭障碍性呕吐,如迷路炎和梅尼埃病等。

二、观察要点

(一)呕吐的特点

观察并记录呕吐次数,呕吐物的性质、量、颜色和气味。

(二)定时监测生命体征

定时监测生命体征、记录,直至稳定。血容量不足时可出现心率加快、呼吸急促、血压降低,特别是直立性低血压。持续性呕吐致大量胃液丢失而发生代谢性碱中毒时,患者呼吸变浅、变慢。

(三)注意水、电解质平衡

准确测量并记录每天的出入液量、尿比重、体重。观察患者有无失水征象,依失水程度不同,患者可出现软弱无力、口渴、皮肤黏膜干燥和弹性减低,尿量减少、尿比重升高,并可有烦躁、神志不清甚至昏迷等表现。

(四)监测各项化验指标

了解血常规、血细胞比容、血清电解质等变化。

三、护理措施

(一)呕吐处理

遵医嘱应用止吐药及其他治疗,促使患者逐步恢复正常的体力和饮食。

(二)补充水分和电解质

口服补液时,应少量多次饮用,以免引起恶心、呕吐。若口服补液未能达到所需补液量,需静脉输液以恢复机体的体液平衡状态。剧烈呕吐不能进食或严重水电解质失衡时,则主要通过静脉补液给予纠正。

(三)生活护理

协助患者进行日常活动。患者呕吐时应帮助其坐起或侧卧,使其头偏向一侧,以免误吸。吐毕给予漱口,更换污染衣物、被褥,开窗通风以去除异味。

(四)安全护理

告知患者突然起身可能出现头晕、心悸等不适。

(五)应用放松技术

深呼吸、交谈、听音乐、阅读等方法可转移患者的注意力,以减少呕吐的发生。

(六)心理护理

耐心解答患者及家属提出的问题,消除其紧张情绪,特别是与精神因素有关的呕吐患者;消除紧张、焦虑会促进食欲和消化能力,增强对治疗的信心及保持稳定的情绪均有益于缓解症状。必要时使用镇静药。

四、指导要点

(1)指导患者呕吐时采取正确的体位。

(2)指导患者深呼吸,即用鼻吸气,然后张口慢慢呼气,反复进行。

(3)指导患者坐起时动作缓慢,以免发生直立性低血压。

(4)指导患者保持情绪平稳,积极配合治疗

第四节 颅内压升高

颅内压升高是由颅脑疾病导致的颅腔内容物体积增大或颅腔容积缩小,超过颅腔可代偿的容量,导致颅内压持续高于 2.0 kPa(200 mmH$_2$O),以头痛、呕吐和视盘水肿为主要临床表现的综合征。颅内压升高的病因大致归为两类:①颅腔内容物体积或量增加,如脑组织损伤、脑脊液分泌过多、高碳酸血症和颅内肿瘤等。②颅内空间或颅腔容积缩小,如先天狭颅症、凹陷性骨折等。

颅内压升高按病因分为弥漫性和局灶性颅内压升高;按病变发展的快慢分为急性、亚急性和慢性颅内压升高。

非手术治疗的主要方法:限制液体入量、使用高渗性脱水剂(如 20%甘露醇)降低颅内压、应用肾上腺皮质激素、冬眠低温疗法、辅助过度换气、预防或控制感染、镇痛等对症处理。手术去除病因是最根本和最有效的治疗方法。

一、观察要点

(1)严密观察意识状态、生命体征、瞳孔变化及肢体活动情况。

(2)动态监测颅内压的变化。

(3)记录 24 小时出入量,观察患者应用脱水剂的反应。

(4)观察有无应用激素诱发的应激性溃疡和感染等不良反应。

二、护理措施

(一)体位与饮食

保持室内安静,卧床休息,床头抬高 15°～30°,以利于颅内静脉回流,减轻脑水肿。昏迷患者取侧卧位,便于呼吸道分泌物排出。神志清醒者给予普通饮食,但需适当限盐;不能进食者给予鼻饲。

(二)给氧护理

持续或间断给氧,降低 $PaCO_2$,使脑血管收缩,减少脑血流量,降低颅内压。

(三)控制入量

每天补液量控制在 1 500～2 000 mL,其中等渗盐水不超过500 mL。保持每天尿量在 600 mL 以上。控制输液速度,防止短时间内输入大量液体加重脑水肿。

(四)预防感染和维持正常体温

遵医嘱应用抗生素控制感染。高热可使机体代谢率升高,加重脑缺氧,故应及时给予有效的降温措施。

(五)防止颅内压骤升诱发脑疝

卧床休息,稳定患者情绪,保持呼吸道通畅,避免剧烈咳嗽,预防便秘,控制癫痫发作和积极处理躁动等。

(六)非手术治疗的护理

(1)脱水治疗期间记录 24 小时出入液量,遵医嘱合理输液以防脱水剂使钠、钾排出过多,引起电解质紊乱;使用高渗性液体后血容量突然增加,可加重循环系统负担,有导致心力衰竭或肺水肿的危险,尤其是儿童、老人及心功能不全者,应注意观察和及时处理;停药前应逐渐减量或延长给药间隔,防止颅内压反跳现象。

(2)过度换气持续时间不宜超过 24 小时,以免引起脑缺血。

(3)冬眠低温治疗应由专人护理。遵医嘱给予冬眠药物,如冬眠Ⅰ号合剂

（氯丙嗪、异丙嗪及哌替啶）或冬眠Ⅱ号合剂（哌替啶、异丙嗪、双氯麦角碱），待自主神经被充分阻滞，患者御寒反应消失进入昏睡状态后方可加用物理降温措施。降温速度以每小时 1 ℃为宜，体温降至肛温 32～34 ℃、腋温 31～33 ℃较理想。严密观察患者的生命体征、意识状态、瞳孔变化和神经系统体征。给予单人病房，室温18～20 ℃，光线宜暗。适量进食，预防舌后坠、直立性低血压、压疮等并发症。一般应用 2～3 天后缓慢复温。儿童和老年人慎用，休克、全身衰竭或有房室传导阻滞者禁用。

（七）脑室引流的护理

（1）引流管安置：严格无菌操作下连接引流袋（瓶），妥善固定，引流管开口高于侧脑室平面 10～15 cm，以维持正常的颅内压，移动患者前暂时夹闭引流管，防止脑脊液反流引起颅内感染。

（2）保持引流通畅。

（3）观察并记录脑脊液的颜色、量及性状，根据引流量调整引流管高度，控制引流速度和量。

（4）严格无菌操作：保持整个装置的无菌状态，更换引流袋时先夹住引流管，防止进入空气或脑脊液逆流入颅内；必要时做脑脊液常规检查或细菌培养。

（5）拔管：引流管一般放置 3～4 天，此时脑水肿已消退，颅内压逐渐降低，不宜超过 5～7 天，以免时间过长发生颅内感染。拔管前行头颅 CT 检查，并试行抬高引流袋（瓶）或夹闭引流管 24 小时，了解脑脊液循环是否通畅。若出现颅内压升高症状，立即放低引流袋（瓶）或开放夹闭的引流管，并告知医师。拔管时先夹闭引流管，以免液体逆流引起感染。拔管后应加压包扎伤口处，患者卧床休息和减少头部活动，严密观察穿刺伤口有无渗血，有无意识、瞳孔变化、失语或肢体抽搐等，发现异常及时报告医师。

（八）心理护理

注意患者心理变化，及时疏导，使患者保持心情愉快，处于接受治疗护理的最佳状态。

三、指导要点

（1）告知患者如果头痛进行性加重，伴有呕吐，一般治疗无效时应及时就诊。

（2）指导患者应避免咳嗽、便秘、提重物等，以防颅内压骤升诱发脑疝。

（3）鼓励有神经系统后遗症的患者积极进行功能锻炼。

第五节 意识障碍

意识障碍是指人体对外界环境刺激缺乏反应的一种精神状态。大脑皮质、皮质下结构、脑干网状上行激活系统等部位损害或功能抑制即可导致意识障碍。其可表现为觉醒下降和意识内容改变,临床上常通过患者的言语反应、对针刺的痛觉反应、瞳孔对光反应、吞咽反射、角膜反射等来判断意识障碍的程度。

一、分类

(一)以觉醒度改变为主的意识障碍

1.嗜睡

患者表现为睡眠时间过度延长,但能唤醒,醒后可勉强配合检查及回答问题,停止刺激后继续入睡。

2.昏睡

患者处于沉睡状态,正常外界刺激不能唤醒,需大声呼唤或较强烈的刺激才能觉醒,醒后可做含糊、简单而不完全的答话,停止刺激后很快入睡。

3.浅昏迷

意识大部分丧失,无自主运动,对声、光刺激无反应,对疼痛刺激尚可出现痛苦表情或肢体退缩等防御反应,角膜反射、瞳孔对光反射、眼球运动和吞咽反射可存在。

4.中度昏迷

患者对周围事物及各种刺激均无反应,对剧烈刺激可有防御反应,角膜反射减弱、瞳孔对光反射迟钝、无眼球运动。

5.重度昏迷

意识完全丧失,对各种刺激全无反应,深、浅反射均消失。

(二)以意识内容改变为主的意识障碍

1.意识模糊

患者表现为情感反应淡漠,定向力障碍,活动减少,语言缺乏连贯性,对外界刺激可有反应,但低于正常水平。

2.谵妄

谵妄是一种急性脑高级功能障碍,患者对周围环境的认识及反应能力均有下降,表现为认知、注意力、定向与记忆功能受损,思维推理迟钝,语言功能障碍,错觉、幻觉,睡眠觉醒周期紊乱等,可表现为紧张、恐惧和兴奋不安,甚至冲动和攻击行为。

其他特殊类型的意识障碍如去皮质综合征、无动性缄默症和植物状态等。

二、观察要点

(1)严密观察生命体征、瞳孔的大小及对光反应。

(2)应用格拉斯哥昏迷评分量表(GCS)了解昏迷程度,发现变化立即报告医师,并做好护理记录。

(3)观察有无恶心、呕吐及呕吐物量与性状,准确记录出入液量,预防消化道出血和脑疝发生。

三、护理措施

(一)日常生活护理

卧按摩床或气垫床,保持床单位整洁、干燥,减少对皮肤的机械性刺激,定时给予翻身、叩背,预防压疮;做好大小便护理,保持外阴清洁,预防尿路感染;注意口腔卫生,对不能经口进食者应每天口腔护理2~3次,防止口腔感染;对谵妄躁动者加床档,必要时做适当的约束,防止坠床、自伤、伤人;慎用热水袋,防止烫伤。

(二)保持呼吸道通畅

取侧卧位或平卧头偏向一侧,开放气道,取下活动性义齿,及时清除气管内分泌物,备好吸痰用物,随时吸痰,防止舌后坠、窒息、误吸或肺部感染。

(三)饮食护理

给予富含维生素、高热量饮食,补充足够的水分;鼻饲者应定时喂食,保证足够的营养供给;进食时到进食后30分钟抬高床头可防止食物反流。

(四)眼部护理

摘除隐形眼镜交家属保管。患者眼睑不能闭合时,遵医嘱用生理盐水滴眼后,给予涂眼药膏并加盖纱布。

四、指导要点

指导患者及其家属进行相应的意识恢复训练,如呼唤患者或与患者交谈、让患者听音乐等。

内科常见病护理

第一节　原发性高血压

原发性高血压是以血压升高为主要临床表现的综合征。目前我国将高血压定义为收缩压≥18.7 kPa(140 mmHg)和/或舒张压≥12.0 kPa(90 mmHg)。

一、病因

(1)遗传因素。

(2)环境因素:饮食,精神应激。

(3)超重和肥胖是重要危险因素。

二、临床表现

(一)症状

大多数原发性高血压见于中老年,起病隐匿,进展缓慢,病程长达十多年至数十年,头痛、头晕、疲劳、心悸、耳鸣,也有不少患者直到出现高血压的严重并发症和靶器官功能性或器质性损害才就医。

(二)体征

周围血管搏动、血管杂音、心脏杂音。

三、并发症

(一)心脏

高血压性心脏病、急性左心衰竭、冠心病。

(二)肾脏

可出现慢性肾衰竭症状。

(三)脑

脑出血和脑梗死。

(四)其他

眼底改变、鼻出血、主动脉夹层。

四、辅助检查

通过胸片、心电图、超声心动图等判断有无左心室肥厚;血生化、血常规、尿常规是否正常。

五、治疗

治疗原发性高血压的主要目标是最大限度地降低心血管并发症发生与死亡的总体危险。应干预所有可逆性心血管危险因素。

(一)非药物治疗

生活方式干预。

(1)控制体重。

(2)减少食物中钠盐摄入,增加钾盐摄入。

(3)减少食物中饱和脂肪酸的含量与脂肪总量。

(4)戒烟限酒。

(5)适当运动。

(6)减少精神压力保持心理平衡。

(二)药物治疗

1.降压药适用范围

高危、很高危或 3 级高血压患者,应立即开始降压药物治疗。确诊的 2 级高血压患者,应考虑开始药物治疗。1 级高血压患者,可在生活方式干预数周后,血压仍$\geqslant$18.7/12.0 kPa(140/90 mmHg)时,应开始降压药物治疗。

2.6 类降压药物治疗

利尿剂、β 受体阻滞剂、钙通道阻滞剂(CCB)、血管紧张素转换酶抑制剂(ACEI)、血管紧张素 II 受体拮抗剂(ARB)和 α 受体阻滞剂。

3.降压药物治疗的应用原则

小剂量开始、优先选择长效制剂、联合应用、个体化。

六、护理评估

(一)健康史

1.患病及诊治经过

询问患者首次发病时间、血压最高水平及伴随症状,有无诱因,缓解方式如何。

2.目前状况

此次就医主要原因、血压水平及相关症状,评估危险因素、靶器官损害及伴临床疾病。评估患者目前睡眠、饮食、体重、排泄情况、活动耐力及对疾病知识掌握情况。

3.相关病史

患者是否有高血压、糖尿病及心血管病的家族史,有无导致继发性高血压的疾病。

(二)身体评估

一般状态,心脏、视网膜情况,其他如有无动脉粥样硬化、少尿、肾脏有无缩小、脑实质及脑血管变化。

(三)心理、社会评估

患者发病以来的情绪、压力及经济状况等。

七、护理措施

(一)减少引起或加重头痛的因素

安静环境,减少探视。护理操作相对集中,防止过多干扰患者。取适当卧位,避免劳累、情绪激动、精神紧张等。

(二)用药护理

监测血压变化以判断疗效。

(三)直立性低血压的护理

(1)避免受伤。

(2)直立性低血压的预防与处理:首先告诉患者低血压的表现。

指导预防方法:避免长时间站立;改变体位动作要慢;服药后休息一会儿再活动;避免过热水洗澡;不宜大量饮酒。发生低血压时下肢抬高位平卧,促进血液回流。

(3)高血压急症的病情观察:密切监测血压变化,一旦发现血压急剧上升、剧烈头痛、呕吐、大汗、视力模糊、面色及神志改变、肢体运动障碍等症状,立即通知医师。

八、健康指导

(一)疾病知识指导

让患者了解自己的病情,控制血压的重要性和终身治疗的必要性,测血压的方法。

(二)限制钠盐摄入

每天钠盐低于 6 g。

(三)控制体重

控制能量摄入和增加体力活动。

(四)合理膳食,营养均衡

减少脂肪摄入,少吃或不吃肥肉和动物内脏,补充适量蛋白质。

(五)适量运动

建议每天应进行适当的 30 分钟左右的体力活动;而每周则应有 1 次以上的有氧体育锻炼,如步行、慢跑、骑车、游泳、做健美操、跳舞和非比赛性划船等。

(六)指导患者正确服药

强调长期服药的必要性,告知有关降压药物的名称、剂量、用法及不良反应等,嘱患者必须按时按量服药,不能擅自突然停药。

(七)高血压急症院外急救知识指导

为避免加重病情,应采取以下措施:稳定患者情绪;舌下含服快速降压药;当血压下降,病情平稳后再积极入院诊治。

(八)定期随访

1～3 个月或 1 个月随诊 1 次。

第二节 冠状动脉粥样硬化性心脏病

冠状动脉粥样硬化性心脏病是指冠状动脉粥样硬化使血管腔狭窄或阻塞,导致心肌缺血缺氧或坏死而引起的心脏病,它和冠状动脉功能性改变即冠状动脉痉挛一起,统称冠状动脉性心脏病,简称冠心病,亦称缺血性心脏病。

一、冠心病的危险因素

(一)主要的危险因素

(1)年龄、性别。

(2)血脂异常。

(3)高血压。

(4)吸烟。

(5)糖尿病和糖耐量异常。

(二)次要的危险因素

(1)肥胖。

(2)缺少体力活动。

(3)进食过多的动物脂肪、胆固醇、糖和盐。

(4)遗传因素。

(三)近年来发现的危险因素

(1)血中同型半胱氨酸增高。

(2)血中纤维蛋白原及一些凝血因子增高。

(3)病毒、衣原体感染。

(4)微量元素铬、锰、锌、硒摄取减少,铅、镉、钴摄取增加。

二、稳定型心绞痛

稳定型心绞痛又称劳力性心绞痛,是在冠状动脉固定性严重狭窄的基础上,由于心肌负荷增加而引起心肌急剧的、暂时的缺血与缺氧的临床综合征。

(一)病因与发病机制

冠状动脉存在固定狭窄或部分闭塞的基础上,发生需氧量的增加。

(二)临床表现

1.症状

发作性胸痛特点如下。

(1)部位:胸痛常发生于胸骨体上段或中段,也可波及心前区,手掌大小界线不很清楚。常放射至左肩、左臂内侧、牙床、颈、咽、下颌等。

(2)性质:压迫、发闷或紧缩性。

（3）诱因：劳动、情绪激动、饱食或寒冷时。

（4）持续时间：逐步加重，3～5分钟内逐渐消失。

（5）缓解方式：停止原诱因或舌下含服硝酸甘油后迅速缓解。

2.体征

心率快、血压升高、焦虑等。

（三）辅助检查

查看患者心电图、动态心电图、运动负荷试验、超声心动图、放射性核素检查或冠状动脉造影结果等。

（四）治疗

治疗原则：改善冠状动脉的血供和减轻心肌的耗氧，同时治疗动脉粥样硬化。

1.发作时的治疗

（1）休息。

（2）药物治疗：舌下含服硝酸甘油或硝酸异山梨酯。

2.缓解期的治疗

避免已知的诱因；改善预后；非药物治疗包括运动锻炼疗法、禁烟酒；减轻负担。

（1）药物治疗。

（2）运动锻炼疗法：有助于侧支循环建立。

（3）血管重建治疗：经皮冠状动脉介入手术（PCI）及冠脉旁路移植术（CABG），俗称搭桥术。

（4）增强型体外反搏（EECP）。

（五）护理评估

1.健康史

（1）患病及诊治经过：询问患者首次发生心绞痛的时间，主要症状（如胸痛、心前区憋闷等）的特点（如出现的部位、性质、严重程度、持续时间、发作频率、缓解因素及诱因），有无伴随症状；是否呈进行性加重，有无并发症。既往检查结果、治疗经过及效果。是否遵从医嘱治疗，包括药物治疗（如药物种类、剂量和用法）和非药物治疗（如运动情况、是否进行过手术）。

（2）目前状况：评估此次就医的主要原因，患者是否有胸痛、胸闷、心悸、咽部不适等心绞痛表现。评估患者有无其他方面的伴随症状；本次发病是否有诱因；

本次发病与以前发病的情况相比较有哪些变化;评估患者目前的日常休息及活动量、活动耐受能力和自理能力;评估患者饮食、睡眠、体重、排泄情况;评估患者对心绞痛相关知识的理解和掌握情况。

（3）相关病史:患者有无心血管病相关的疾病,如糖尿病、甲亢、贫血等,是否已进行积极的治疗,疗效如何。患者直系亲属中有无与遗传相关的心血管病,如原发性高血压、冠心病等。

2.身体评估

一般状态和专科评估。

3.心理、社会评估

患者心绞痛容易反复发作,且体力活动受限,易引起患者烦躁不安、紧张甚至恐惧的情绪,应综合评估患者这些方面的问题;必要时还应评估患者的职业特点、家庭状况、个人应对方式、经济状况、生活习惯等。

（六）护理措施

1.减少或避免诱因

与患者探讨诱因,合理休息,避免过劳过饱,情绪稳定。

2.疼痛的观察与护理

结合患者疼痛部位、性质、严重程度、持续时间的评估结果,观察患者疼痛发作时有无面色苍白、大汗、恶心、呕吐等。给予心电监测,描记疼痛发作时心电图,严密监测心率、心律、血压变化。疼痛发作时嘱患者立即休息,遵医嘱给予硝酸甘油药物舌下含服,有呼吸困难者立即吸氧,必要时应用吗啡等药物。

3.休息与活动

（1）心绞痛发作时应立即停止正在进行的活动。缓解期患者一般不需卧床休息,因为适当运动有利于侧支循环的建立,故应在病情稳定后,制订个体化活动计划。

（2）鼓励患者适当参加体力劳动和体育锻炼,最大活动量以不发生心绞痛症状为度。避免竞技性活动和屏气用力动作,避免精神过度紧张的工作和长时间工作于嘈杂的环境中。

（3）对于规律发作的劳力性心绞痛,可于外出、就餐、排便前含服硝酸甘油,预防用药。

4.心理护理

告知患者目前的疾病状态,治疗方案及可能的治疗效果,让患者知晓自己的疾病和病情,减轻恐惧心理。反复心绞痛发作的患者,告知其只要进行合理的控制和预防,心绞痛可以有效控制,解除患者紧张不安的情绪,减少心肌耗氧量。

5.用药护理

含服硝酸甘油3～5分钟不缓解可重复使用。

6.血管重建治疗的护理

CABG治疗的护理。

(七)健康指导

1.改变生活方式

认识主要危险因素,如吸烟、酗酒、高胆固醇、高盐饮食、熬夜、缺少锻炼、性格急躁等。倡导健康生活方式:合理膳食,饮食均衡切忌暴饮暴食,经常锻炼,控制体重,心态平和。避免诱因,如过劳、情绪激动、饱餐、寒冷刺激等。

2.用药护理指导

介绍用药目的,药物名称、剂量、用法、常见不良反应、用药禁忌等。不擅自增减药量,自我监测药物不良反应。外出时随身携带硝酸甘油备用,棕色瓶内干燥保存,以免潮解失效,药瓶开封后6个月更换1次,确保疗效。

3.病情监测指导

心绞痛发作时立即停止活动或舌下含服硝酸甘油。

4.外科手术患者保健

(1)保持正确姿势:胸骨愈合需3个月时间,避免举重物抱小孩。直立或坐位时,上身挺直双肩后展。每天做上肢水平上抬练习,避免肩部僵硬。

(2)促进腿部血液循环:去大隐静脉移植者,穿弹力护袜,床上休息时,脱去护袜抬高下肢,利于回流。

三、急性 ST 段抬高型心肌梗死

(一)病因病机

急性心肌梗死(acute myocardial infarction,AMI)为在冠状动脉病变的基础上,发生冠状动脉供血急剧减少或中断,使相应心肌严重而持久地缺血导致部分心肌细胞急性坏死。

(二)临床表现

1.症状

(1)诱因和前驱症状:多数患者发病前数天有乏力、胸部不适、心绞痛等前驱症状;心绞痛发作较前频、重、久、疗效差;疼痛时伴恶心、呕吐、大汗、心动过速,或伴心衰、严重心律失常、血压大幅波动等;疼痛发作时 ECG 示 ST 段一过性明显抬高或压低、T 波倒置或提高。

(2)疼痛:最先出现,程度较重,持续时间≥30 分钟,烦躁不安、出汗、恐惧、濒死感。部分患者疼痛位于上腹部,常误诊为急腹症。少数无胸痛,开始即表现为急性心衰或休克。

(3)胃肠道症状:尤其以下壁心肌梗死比较多见,伴恶心、呕吐和上腹胀痛,肠胀气等。

(4)心律失常。

(5)全身症状:发热、心动过速,白细胞计数增高,血沉加快。

(6)低血压和休克。

(7)心力衰竭:右室梗死出现右心衰表现伴血压下降。

2.体征

(1)心脏体征:心脏浊音界可轻度增大;心率增快或减慢;可出现奔马律;可有各种心律失常。

(2)血压:除早期血压增高,几乎所有患者都有血压下降。

(3)其他:心律失常、休克或心力衰竭相关体征。

(三)辅助检查

心电图(溶栓前后、1 小时、2 小时)、血液检查。

(四)治疗

治疗原则:尽快恢复心肌的血液灌注,挽救濒死的心肌,防止梗死扩大或缩小心肌缺血范围,保护和维持心脏功能,及时处理严重心律失常、泵衰竭和各种并发症,防止猝死,使患者不但能度过急性期,且康复后还能保持尽可能多的有功能的心肌。

(1)监护和一般治疗:饮食和通便。所有 AMI 患者无腹泻者均应使用缓泻剂,防止便秘时用力排便导致心脏破裂引起心律失常与心力衰竭。

(2)解除疼痛可选用吗啡或哌替啶止痛。

(3)心肌再灌注包括溶栓、急诊介入治疗、冠状动脉搭桥术。

(4)消除心律失常。

(5)控制休克。

(6)治疗心力衰竭:主要是治疗急性左心衰竭。

(7)右心室心肌梗死的处理,在血流动力学监测下静脉输液,直至低血压得到纠正。

（五）护理评估

1.健康史

（1）患病及诊治经过：评估患者首次心肌梗死发病时间,疼痛的部位、性质、程度、持续时间、诱因与缓解方式;有无恶心、呕吐、全身乏力、发热、血压异常、大汗、面色苍白等伴随症状;有无呼吸困难、晕厥、休克、心衰等严重情况发生。

（2）目前状况：评估患者此次发病有无明显诱因,发作特点,是否伴有水肿、乏力、活动耐力下降等。目前睡眠、进食与排泄情况。

（3）相关病史：既往有无高脂血症、高血压及心绞痛发作史。有无糖尿病、甲亢、贫血等,是否积极治疗,疗效如何。直系亲属中有无与遗传相关的冠心病、原发性高血压等。

2.身体评估

观察患者意识与精神状态,注意有无表情痛苦、面色苍白等休克表现。观察生命体征有无异常,注意患者心率、心律、心音变化。

3.心理、社会评估

AMI 时胸痛程度异常剧烈,患者可有濒死感,产生恐惧心理。此外,会导致活动耐力和自理能力下降。应评估患者对疾病认知程度、经济状况和家人支持程度。

（六）护理措施

1.休息与活动

无并发症,24 小时床上肢体活动;无低血压,第 3 天在病房行走;梗死后 4～5 天逐步增加活动直至每天 3 次步行 100～150 m。病情不稳定及高危人群适当延长卧床时间。

2.给氧护理

增加心肌供氧,减轻心肌缺血和疼痛。

3.病情观察

密切观察心率、心律、血压和心功能的变化,及时发现和报告心律失常、血流动力学异常和低氧血症,除颤仪随时备用。

4.心理护理

疼痛发作时专人陪伴,鼓励患者给予心理支持;向患者讲明住进冠心病监护病房后,病情的任何变化都在医护人员的严密监护下,并能得到及时治疗,以缓解其恐惧心理;医护人员工作应紧张有序,避免忙乱给患者不信任感和不安全感;抢救时应注意保护其他患者,并将监护仪的报警声尽量调低,以免增加患者心理负担。

5.用药护理

迅速建立 2 条静脉通路并监测穿刺处有无渗药、红肿、出血、疼痛等,保证给药途径畅通,遵医嘱用药,观察药物不良反应。

6.溶栓治疗的护理

(1)询问病史,排除溶栓禁忌证。

(2)溶栓前协助检查血常规、血小板、出凝血时间和血型。

(3)遵医嘱迅速用药并注意观察溶栓药物的不良反应:如变态反应(寒战、发热、皮疹);低血压;出血(皮肤黏膜出血、血尿、便血)等。

(4)正确观察溶栓疗效并对患者进行心理护理。

7.饮食

饮食宜清淡、低脂低胆固醇、少食多餐。

8.排便

排便前预防性含服硝酸甘油。

9.预防并发症

监测与处理并发症。

10.运动锻炼

运动锻炼,制订个体化运动处方。①运动原则:有序、有度、有恒。②运动项目:有氧步行、慢跑、简化太极拳。③运动强度:最大心率的 40%~80%。循序渐进。④持续时间:6~10 分,延至 30~60 分。⑤运动频率:5~7 天/周,1~2 次/天。

(七)健康指导

(1)指导患者正确服药,随身常备保健药盒,预防复发。

(2)出院后建议活动。做一些简单的家务劳动如擦桌子、洗碗等。1 个月后根据自身情况选择合适的运动方式,如做家务、步行、慢跑、体操、太极拳、游泳、骑自行车等,避免剧烈活动、竞技性活动、举重等。活动尽量安排在下午,时间以20~30 分钟为宜。心率以增加 10~20 次/分为宜。

(3)饮食宜低热量、低脂、低胆固醇、低盐、高纤维素饮食,低饱和脂肪(占总热量的 7%)和低胆固醇饮食(<200 mg/d),防止便秘,戒烟酒,肥胖者控制体重。

（4）坚持按医嘱服药,自我监测药物作用、不良反应。

（5）指导当病情突然变化时采取简易的应急措施。

（6）告诉患者洗澡要让家属知道,不宜在饱餐和饥饿时进行,水温勿过冷或过热,时间不宜过长,门不要上锁。

（7）无并发症,6～8周可恢复性生活,但不要过频。

（8）经2～4个月体力锻炼后,酌情恢复部分或轻工作。

（9）照顾者指导:教会家属心肺复苏术。

（10）避免诱因,定期复查。

第三节　肝性脑病

一、定义

肝性脑病是严重肝病引起的、以代谢紊乱为基础的中枢神经系统功能失调的综合病征。

二、疾病相关知识

（一）流行病学特征

世界各国肝硬化年发病率在（25～400）/10万,青壮年多见,35～50岁为发病高峰,而肝性脑病是晚期肝硬化最严重的并发症,也是肝硬化患者最常见的死亡原因。

（二）临床表现

1.Ⅰ期（前驱期）

轻度性格改变和行为改变。应答尚准确,但吐词不清。

2.Ⅱ期（昏迷前期）

以意识错乱、睡眠障碍、行为失常为主,较前一期症状加重。

3.Ⅲ期（昏睡期）

以昏睡和精神错乱为主要表现,大部分时间呈昏睡状态。

4.Ⅳ期（昏迷期）

神志完全丧失,不能唤醒。

(三)治疗

(1)及早识别并纠正或去除诱因。

(2)减少和去除肠道氨源性毒物的生成和吸收:限制蛋白质的摄入、清洁肠道、口服抗生素及不吸收双糖。

(3)促进体内氨的清除:鸟氨酸、门冬氨酸等药物的应用。

(4)其他:支链氨基酸、肝脏支持、对症治疗等。

(四)康复

(1)积极去除诱因,配合医师用药治疗。

(2)注意安全防护,防止坠床撞伤等意外。

(五)预后

肝性脑病的预后主要取决于肝功能衰竭的程度。肝功能较好、分流术后由于进食高蛋白引起的肝性脑病因诱因明确且易消除,预后好;有腹水、黄疸、出血倾向的患者因肝功能差,预后较差。暴发性肝衰竭所致的肝性脑病预后最差。

三、专科评估与观察要点

(1)观察肝性脑病的早期症状,如有性格、行为异常,观察患者有无理解力、计算力的异常。

(2)观察患者思维、认知的变化,以判断意识障碍程度。

(3)加强生命体征的观察,监测瞳孔变化。

(4)观察尿量、排便情况,定期复查血氨、肝肾功能、电解质变化。

四、护理问题

(一)意识障碍

意识障碍与血氨增高、大脑处于抑制状态有关。

(二)有受伤的危险

受伤与肝性脑病致精神异常、烦躁不安有关。

(三)知识缺乏

缺乏预防肝性脑病发生的知识。

五、护理措施

(一)意识障碍的护理

1.监测生命体征

严密监测生命体征变化,观察神志、性格、行为及瞳孔的变化。发现异常立即通知医师,积极给予相应的处理。

2.饮食

昏迷者开始数天禁食含蛋白质食物,供给碳水化合物为主的食物,神志清醒后可逐渐增加蛋白质饮食,每天 30～40 g,给予植物蛋白为宜。

3.昏迷患者的护理

(1)取仰卧位,头偏向一侧,保持呼吸道通畅,吸氧。床头备吸引器。

(2)给予口腔及皮肤护理,预防感染及压疮。

(3)用床挡保护,以防坠床。

(4)留置尿管,观察尿量、颜色、气味。准确记录出入量,并做好留置尿管的护理。

(5)遵医嘱使用保肝、降氨药物,观察神志变化,评估药物作用,观察不良反应的出现。

4.避免各种诱发因素

(1)禁止给患者安眠药和镇静的药物。

(2)防止感染:防治皮肤、呼吸系统、泌尿系统感染,遵医嘱及时应用抗生素。

(3)防止大量补液,引起低血钾、低血钠,加重肝性脑病。

(4)避免快速放尿和大量放腹水,防止水、电解质紊乱和酸碱失衡。

(5)保持大便通畅,有利于清除肠内含氮物质。

5.心理护理

安慰患者,向家属做好解释工作,建立信心,配合治疗。

(二)有受伤危险的护理

(1)环境:有可能导致患者损伤的物品要远离患者,如玻璃杯、筷子、暖瓶等,有条件在桌椅尖部加护垫,以防撞伤。

(2)24 小时陪护,使用床栏,防坠床。必要时使用约束并做好皮肤护理,观察皮肤血运情况。

(3)注意个人卫生,剪短指甲以防抓伤。

(4)加强巡视,床头交接班,预防意外发生。

(三)知识缺乏

(1)向患者及其家属介绍肝脏疾病和肝性脑病的有关知识和导致肝性脑病的各种诱因,减少或预防肝性脑病的发生。

(2)向家属讲解肝性脑病的常见症状和治疗护理方法,以取得家属配合,减少恐慌。

(四)用药指导

应用精氨酸时速度不可过快,以免引起流涎、面色潮红;使用灌肠时间不宜过长,禁用碱性液灌肠。

(五)自理能力评估与指导

需要很大帮助或完全帮助。

六、健康指导

(1)向患者及其家属介绍肝脏疾病和肝性脑病的有关知识和导致肝性脑病的各种诱因,减少或预防肝性脑病的发生。

(2)指导患者及家属制订合理的饮食原则,不宜进食过量蛋白质及避免粗糙食物,戒酒。

(3)养成良好生活习惯,避免各种感染,保持排便通畅。

(4)指导患者按医嘱规定的剂量、用法服药,了解药物的不良反应;指导患者及家属应慎用镇静药、麻醉药。

(5)指导患者及家属监测肝性脑病发生时的早期征象,定期复诊,出现异常积极就诊。

七、护理结局评价

(1)患者及家属心态平和,可以积极应对疾病。

(2)病情转归,未发展成深昏迷状态。

(3)患者及家属了解疾病的健康知识,减少肝性脑病的发生率。

第四节　间质性肺疾病

间质性肺疾病(interstitial lung disease,ILD)是一组肺间质的炎症性疾病,是主要累及肺间质、肺泡和/或细支气管的一组肺部弥漫性疾病。除细支气管以上的各级支气管外,ILD几乎累及所有肺组织。由于细支气管和肺泡壁纤维化,使肺顺应性下降,肺容量减少和限制性通气功能障碍,细支气管的炎症及肺小血管闭塞引起通气/血流比例失调和弥散功能降低,最终发生低氧血症和呼吸衰竭。

一、病因与病理生理

(一)病因

1.职业/环境

无机粉尘包括二氧化硅、石棉、滑石、铍、煤、铝、铁等引起的尘肺;有机粉尘吸入导致的外源性过敏性肺泡炎(如霉草、蘑菇肺、蔗尘、饲鸽肺等)。

2.药物

抗肿瘤药物(博来霉素、甲氨蝶呤等);心血管药物(胺碘酮等);抗癫痫药(苯妥英钠等);其他药物(呋喃妥因、口服避孕药、口服降糖药等)。

3.其他

治疗诱发:放射线照射、氧中毒等治疗因素。感染:结核、病毒、细菌、真菌、卡氏肺孢子菌、寄生虫等感染。恶性肿瘤:癌性淋巴管炎、肺泡细胞癌、转移性肺癌等。

4.病因不明

结缔组织病相关的肺间质病包括类风湿关节炎、全身性硬化症、系统性红斑狼疮、多发性肌炎、皮肌炎、干燥综合征、混合性结缔组织病、强直性脊柱炎等。遗传性疾病相关的肺间质病包括家族性肺纤维化、结节性硬化病、神经纤维瘤病等。

(二)病理生理

肺泡结构的破坏,纤维化伴蜂窝肺形成。早期主要是炎性细胞渗出,晚期是成纤维细胞和胶原纤维增生,逐渐形成纤维化,气腔变形扩张成囊状大小从1 cm至数厘米,称之为蜂窝肺。

二、临床表现

(一)咳嗽、咳痰

初期仅有咳嗽,多以干咳为主,个别病例有少量白痰或白色泡沫痰,部分患者痰中带血,但大咯血非常少见。

(二)气促、发绀

气促是最常见的首诊症状,多为隐袭性,在较剧烈活动时开始,渐进性加重,常伴浅快呼吸,很多患者伴有明显的易疲劳感,偶有胸痛、严重时出现胸闷、呼吸困难。病情进一步加重可出现发绀并可发展为肺心病。

(三)发热

急性感染时可有发热。

三、诊断

(一)胸部 X 线检查

胸部 X 线检查可见双肺弥漫性网状、结节状阴影。双肺底部网状形提示间质水肿或纤维化,随病情发展,出现粗网状影,至病变晚期可出现环状条纹影。结节大小、形状和边缘可各不相同,为肺内肉芽肿和肺血管炎。

(二)肺功能检查

间质性肺疾病常为限制性通气功能障碍,如肺活量和肺总量减少,残气量随病情进展而减低。第 1 秒用力呼气量与用力肺活量之比值升高,流量容积曲线呈限制性描图。间质纤维组织增生,弥散距离增加,弥散功能降低,肺顺应性差,中晚期出现通气与血流比例失调,因而出现低氧血症,并引起通气代偿性增加所致的低碳酸血症。间质性肺病在 X 线影像未出现异常之前,即有弥散功能降低和运动负荷时发生低氧血症。肺功能检查对评价呼吸功能损害的性质和程度,以及治疗效果有帮助。

四、治疗

(一)首要的治疗

祛除诱因。有部分患者在脱离病因及诱因后,可自然缓解,不需要应用激素治疗。

(二)主要的治疗

抗炎、抗纤维化、抗氧化剂、抗蛋白酶、抗凝剂、细胞因子拮抗剂、基因治疗及肺移植等。

(三)最常用、最有效的治疗

应用糖皮质激素和免疫抑制剂,以及应用干预肺间质纤维化形成的药物。

(四)氧疗

给予氧气吸入,必要时应用无创呼吸机辅助通气。

五、护理

(一)护理评估

(1)评估患者的病情、意识、呼吸状况、合作程度及缺氧程度。

(2)评估患者的咳痰能力、影响咳痰的因素、痰液的黏稠度及气道通畅情况。

(3)评估肺部呼吸音情况。

(二)氧疗护理

(1)护士必须掌握给氧的方法(如持续或间歇给氧和给氧的流量),正确安装氧气装置。

(2)了解肺功能检查和血气分析的临床意义,发现异常及时通知医师。

(3)用氧的过程中严密观察病情,密切观察患者的呼吸、神志、氧饱和度及缺氧程度改善情况等。

(三)用药护理

(1)嘱患者按时服用护胃药。避免粗糙过硬食物。观察大便色、质,询问有无腹痛等情况。

(2)使用激素时必须规律、足量、全程服用药物,不能擅自停药或减量。劳逸结合,少去公共场所,以免交叉感染。

(3)建议补钙,预防骨质疏松,注意饮食中补充蛋白质,控制脂肪与糖分的摄入。注意血压及血糖的改变,定期、定时监测血压及血糖。

(四)健康指导

(1)注意保暖,随季节的变更加减衣服,预防感冒,少去公共场所,如有不适及时就医。

(2)适当锻炼,如慢走、上下楼等,用以提高抗病能力。进行呼吸功能锻炼以改善通气功能。

(3)吸烟对人体的危害,劝告患者戒烟。

(4)指导有效的咳嗽、排痰。间质性肺病的患者常有咳嗽,刺激性干咳,并发肺部感染时,有咳痰,因此有效的咳嗽能促进痰液的排出,保持呼吸道通畅。

(5)使用激素时必须规律、足量、全程服用药物,不能擅自停药或减量。

第五节 糖 尿 病

糖尿病是由遗传和环境因素共同作用引起的一组以慢性血糖水平增高为特征的代谢异常综合征。因胰岛素分泌或作用缺陷,或两者同时存在而引起碳水化合物、蛋白质、脂肪、水和电解质的代谢紊乱。随着病程延长可出现眼、肾、神经、心脏、血管等全身多系统损害。糖尿病分为 4 型:1 型糖尿病、2 型糖尿病、其他特殊类型糖尿病和妊娠糖尿病。

一、病因

不同类型糖尿病的病因及发病机制不同,即使在同一类型中也有差异,总体来说,遗传因素及环境因素共同参与其发病过程。

(一)1 型糖尿病

(1)大多数 1 型糖尿病是自身免疫性疾病,遗传和环境因素共同参与其发病过程。

(2)病毒感染、化学毒物和饮食等环境因素作用于有遗传易感性的个体,激活一系列自身免疫反应,引起胰岛 β 细胞破坏和衰竭,导致胰岛素绝对缺乏。

(二)2 型糖尿病

胰岛素抵抗伴胰岛素分泌相对不足,有明显的遗传基础,发病年龄相对较晚。目前认为 2 型糖尿病的发生、发展分为 4 个阶段。

(1)遗传易感性。

(2)胰岛素抵抗和 β 细胞功能缺陷。

(3)糖耐量减低和空腹血糖调节受损:这两种情况是发生心血管病的危险标志。

(4)临床糖尿病。

二、临床表现

(一)糖尿病的临床特点

1.1 型糖尿病(胰岛素依赖型糖尿病)

大多数在 30 岁以前的青少年期起病,体形消瘦,起病急,症状明显,有自发糖尿病酮症酸中毒倾向。

2.2 型糖尿病(非胰岛素依赖型糖尿病)

2 型糖尿病多发生在 40 岁以上的成年人和老年人,近年来发病趋向低龄化,尤其在发展中国家,儿童发病率上升。患者多肥胖,发病隐匿、相对缓慢,部分患者无明显症状,常在体检中发现,常有家族史。

3.妊娠糖尿病

其主要危害是母亲可发展成为糖尿病、胎儿发育异常、新生儿畸形、巨大儿等。血糖波动大者需用胰岛素治疗。

(二)代谢紊乱症候群

1.典型症状

多尿、多饮、多食和体重减轻,即"三多一少"。

由于血糖升高引起渗透性利尿导致尿量增多,特别是夜尿增多;而多尿导致失水,使患者口渴而多饮。因胰岛素不足,葡萄糖在外周组织利用障碍,脂肪和蛋白质消耗增加,导致患者消瘦、乏力、体重降低。为补充糖分,维持机体活动,患者常易饥多食。

2.皮肤瘙痒

由于高血糖及末梢神经病变导致皮肤干燥和感觉异常,患者常有皮肤瘙痒。女性患者可因尿糖刺激局部皮肤,出现外阴瘙痒。

3.其他症状

四肢酸痛、麻木、腰痛、性欲减退、月经失调、便秘、视物模糊等。

三、并发症

(一)糖尿病急性并发症

(1)糖尿病酮症酸中毒是内科常见急症之一。

糖尿病病情加重时,因胰岛素不足、升糖激素不适当升高,糖、脂肪、蛋白质三大营养物质代谢紊乱,血糖升高,脂肪分解加速,大量脂肪酸在肝脏组织经 β 氧化产生大量乙酰乙酸、β-羟丁酸和丙酮,三者统称为酮体。当酮体超过机体的氧化能力时,血中酮体升高并从尿中排出,称为糖尿病酮症(轻度)。乙酰乙酸、β-羟丁酸为较强的有机酸,大量消耗体内碱储备,当代谢紊乱进一步加剧,超过机体酸碱平衡的调节能力时,即发生糖尿病酮症酸中毒(中度)。出现意识障碍时则为糖尿病酮症酸中毒昏迷(重度)。

诱因:1 型糖尿病有自发酮症的倾向。2 型糖尿病患者在下列情况下也可发生酮症,如胰岛素治疗突然中断或不适当减量、饮食不当、感染、创伤、手术、妊娠和分娩、脑卒中、心肌梗死、精神刺激等。

临床表现：早期为糖尿病原有症状加重，出现四肢乏力、口干、食欲不佳、恶心、呕吐伴头痛、烦躁、嗜睡等症状，呼吸深快有烂苹果味。随着病情进一步发展，出现严重失水、尿量减少、眼球下陷、脉细速、血压下降、四肢厥冷。晚期各种反射迟钝甚至消失、昏迷。部分患者以糖尿病酮症酸中毒为首发表现，少数患者表现为腹痛等急腹症表现。

（2）高渗高血糖综合征是糖尿病急性代谢紊乱的另一类型。

以严重高血糖、高血浆渗透压、脱水为特点，无明显酮症酸中毒，常有不同程度的意识障碍和昏迷。常见诱因：急性感染、外伤、手术、脑卒中、严重肾疾病、透析治疗、静脉内高营养、水分摄入不足或失水，以及使用糖皮质激素、利尿剂等药物。起病缓慢，常先有多尿、多饮，但多食不明显或反而食欲减退；逐渐出现严重脱水和神经精神症状，患者反应迟钝、烦躁或淡漠、嗜睡，逐渐陷入昏迷、抽搐，晚期尿少甚至尿闭，无酸中毒样深大呼吸。与糖尿病酮症酸中毒相比，失水更严重，神经精神症状更突出。

（3）感染：疖、痈等皮肤化脓性感染多见，可致败血症或脓毒血症。足癣、甲癣、体癣等皮肤真菌感染也较常见。女性患者常并发真菌性阴道炎、肾盂肾炎和膀胱炎，常反复发作。肺结核发病率高，进展快，易形成空洞。

（4）低血糖：一般将血糖≤2.8 mmol/L作为低血糖的诊断标准，而糖尿病患者血糖值≤3.9 mmol/L就属于低血糖范畴，但因个体差异，有的患者血糖值不低于此值也可出现低血糖症状。临床上低血糖有2种类型，即空腹低血糖和餐后（反应性）低血糖。临床表现有头晕、心悸、出汗、手抖、饥饿感、软弱无力等，严重者面色苍白、心率加快、四肢冰冷、思维和语言迟钝、嗜睡，并有躁动、易怒、认知障碍，甚至发生抽搐、昏迷。

（二）糖尿病慢性并发症

（1）糖尿病大血管病变：糖尿病患者大、中动脉粥样硬化主要侵及主动脉、冠状动脉、大脑动脉、肾动脉、外周动脉等，引起冠心病、脑卒中、高血压、下肢动脉硬化症等。临床上表现为下肢疼痛、感觉异常、间歇性跛行，严重者血管完全阻塞可引起肢体坏疽。

（2）糖尿病微血管病变：主要表现在视网膜、肾、神经、心肌组织，其中尤以糖尿病视网膜病、糖尿病肾病最为重要。

糖尿病视网膜病变：糖尿病微血管病变最常见的表现，常见于糖尿病病史超过10年者，为成人失明的主要原因。

糖尿病肾病:常见于糖尿病病史超过 10 年者,为 1 型糖尿病患者死亡的主要原因。对于 2 型糖尿病患者,其严重性仅次于心、脑血管疾病,最终发展为尿毒症。

其他:糖尿病心肌病,可诱发心力衰竭、心律失常、心源性休克、猝死,预后较差。

(3)糖尿病神经病变:糖尿病神经病变可累及神经系统的任何部分。

中枢神经系统病变:伴严重糖尿病酮症酸中毒、高渗高血糖综合征、低血糖时出现的神志改变;缺血性脑卒中;脑老化加速、老年性痴呆等。

周围神经病变:最常见。多为对称性、多发性病变,下肢较上肢严重,病情进展较慢,患者常表现为肢端感觉异常,如麻木、针刺感、灼热、踏棉垫感及感觉迟钝等,呈手套或短袜状分布,有时痛觉过敏,随后再出现肢体疼痛(隐痛、刺痛、烧灼样痛),寒冷季节及夜间加重,后期感觉丧失。

自主神经病变:较常见,出现较早,影响胃肠、心血管、泌尿生殖系统等。表现为胃排空延迟(胃轻瘫)、腹泻、便秘等胃肠功能紊乱;持续性心动过速和直立性低血压等心血管自主神经功能紊乱;泌尿系统出现尿潴留、尿失禁;排汗异常(无汗、少汗或多汗)等。

(4)糖尿病足:指与下肢远端神经异常和不同程度的周围血管病变相关的足部溃疡、感染和/或深层组织破坏。糖尿病足是糖尿病最严重的慢性并发症之一,是糖尿病患者截肢、致残的主要原因之一。其基本发病因素是神经病变、血管病变和感染等因素共同作用,症状轻者表现为足部畸形、皮肤干燥、发凉等,重者可出现足部溃疡与坏疽。

(5)其他:糖尿病还可引起白内障、青光眼;牙周病是最常见的糖尿病口腔并发症。糖尿病患者癌症(如乳腺癌、胰腺癌、膀胱癌等)的患病率升高。此外,抑郁、焦虑及认知功能损害等也较常见。

四、辅助检查

(一)尿糖测定

尿糖阳性是诊断糖尿病的重要线索,但不能作为诊断依据。

(二)血糖测定

血糖测定是诊断、监测糖尿病的重要依据,也是评价疗效的主要指标。血糖值反映的是瞬间血糖状态。

(三)糖耐量试验(OGTT)

当空腹血糖高于正常范围但又未达到诊断糖尿病的标准时,应进行 OGTT 试验。

(四)糖化血红蛋白(HbA1c)

HbA1c 反映患者近 8～12 周平均血糖水平,作为糖尿病血糖控制的指标。

(五)血浆胰岛素和 C-肽测定

血浆胰岛素和 C-肽测定有助于了解胰岛 β 细胞功能和指导治疗。

(六)其他检查

血脂测定可有甘油三酯和总胆固醇升高。血肌酐、尿素氮有无升高,有无蛋白尿,血钾、钠、钙是否正常。

五、治疗

糖尿病治疗强调早期、长期、积极、理性、个体化原则。糖尿病治疗的五个要点(有"五驾马车"之称):糖尿病教育、医学营养治疗、运动疗法、血糖监测和药物治疗。控制血糖是糖尿病治疗的关键,糖尿病防治策略应为全面治疗心血管危险因素,纠正脂代谢紊乱,控制血压,抗血小板治疗,控制体重和戒烟。

(一)糖尿病健康教育

糖尿病健康教育是重要的基础管理措施之一,建立以患者为中心的团队式管理模式,使每位糖尿病患者及家属均接受全面糖尿病教育,充分认识糖尿病,掌握自我管理技能。

(二)医学营养治疗

医学营养治疗是糖尿病长期治疗的基础。饮食治疗可以控制和维持理想体重,从而纠正代谢紊乱,维持血糖血脂接近或达到正常。

(三)运动疗法

运动可增加胰岛素敏感性,有助于控制血糖和体重,改善血脂紊乱,还可减轻紧张情绪,使人心情舒畅。

(四)血糖监测

定期监测血糖,建议患者应用便携式血糖仪进行自我血糖监测。每 3～6 个月定期复查糖化血红蛋白,了解血糖总体情况,及时调整治疗方案。

(五)药物治疗

药物治疗包括口服药物治疗、胰岛素治疗、GLP-1 受体激动剂和 DPP-Ⅳ 抑制剂治疗。

(六)手术治疗

近年国际糖尿病联合会和美国糖尿病学会已将减重手术(代谢手术)推荐为肥胖 2 型糖尿病的可选择的治疗方法之一,但应注意规范手术适应证,权衡利弊,并加强术前、术后的管理。

(七)胰腺和胰岛细胞移植

近年来胰腺和胰岛细胞移植取得了一定进展,但胰腺移植由于其复杂的外分泌处理及严重的并发症而受到限制,尚处在临床试验阶段。

(八)糖尿病急性并发症治疗

糖尿病急性并发症主要包括糖尿病酮症酸中毒、高渗高血糖综合征、低血糖等。

(九)糖尿病慢性并发症的防治原则

糖尿病慢性并发症是患者致残、致死的主要原因,强调早期防治。应定期进行筛查,以早期诊断、处理。

(十)糖尿病合并妊娠的治疗

在妊娠过程中糖尿病病情控制良好对确保母婴安全至关重要。饮食治疗原则与非妊娠患者相同。应用胰岛素治疗,禁用口服降血糖药。在整个妊娠期间严密监测孕妇血糖水平和胎儿情况,产后注意对新生儿低血糖症的预防和处理。

六、护理评估

(一)健康史

详细了解患者的患病及治疗经过,用药情况和体重控制情况,询问患者有无家族遗传史、近期有无感染等。了解患者的生活方式、饮食习惯、运动状况、有无特殊嗜好。对于长期患病者,如糖尿病症状加重并伴头晕、头痛、烦躁、恶心、呕吐等症状时,警惕酮症酸中毒的发生。

(二)身体评估

1.一般状况

评估患者生命体征、面色、精神和神志等情况。评估体温、血压、心率及节律有无异常,呼气中有无烂苹果味等。注意患者瞳孔大小及对光反射情况。

2.眼部

评估糖尿病患者时需要看是否有视力减退、视物模糊等。糖尿病除视网膜病变外,还可以引起青光眼、白内障、黄斑病变、虹膜睫状体、屈光病变等。

3.皮肤及黏膜

有无发凉、破溃、发绀、坏疽;有无伤口愈合不良;有无皮肤瘙痒、干燥;有无皮肤疖、痈等化脓性感染。

4.糖尿病足

评估患者有无足溃疡的危险因素:既往有无糖尿病足溃疡史;有无神经病变及缺血性血管病变的体征;有无严重的足畸形等。

5.神经病变

注意评估患者四肢感觉有无异常,有无痛、温、触觉异常;肌力、健反射有无异常;有无间歇跛行。评估有无瞳孔改变、排汗异常、胃肠功能失调、心动过速、尿潴留、尿失禁等。

(三)心理、社会评估

评估患者对疾病的认知程度,有无焦虑、烦躁,有无自卑、抑郁等表现,患者家属对病情的态度。

七、护理措施

(一)病情观察

观察患者"三多一少"症状有无加重或减轻;监测患者血糖变化情况及尿糖情况;是否出现酮症酸中毒等并发症;观察患者眼部、皮肤及足部是否出现异常等。

(二)一般护理

(1)病房环境与卫生:病房清洁,床单位平整、无渣屑,为患者创造良好病房环境。

(2)皮肤护理:加强对皮肤的保护及护理。建议患者穿纯棉、宽松的衣物。保持皮肤清洁,勤洗澡、勤更换衣物。做好晨晚间护理,患者洗脸、洗脚水温适宜,不可过烫,以免发生烫伤。有糖尿病足者注意足部护理,预防感染。

(三)饮食护理

总的原则是确定合理的总热量摄入,合理、均衡地分配各种营养物质,恢复并维持理想体重。

1.确定总热量

根据理想体重,参照原有的生活习惯等,计算每天所需总热量,总热量＝理想体重×每天每千克理想体重所需热量。理想体重的简易公式:理想体重(kg)＝身高(cm)－105,成年人休息状态下每天每千克理想体重给予热量104.6～125.6 kJ(25～30 kcal),轻体力劳动125.6～146.5 kJ(30～35 kcal),中度体力劳动146.5～167.4 kJ(35～40 kcal),重体力劳动167.4 kJ(40 kcal)以上。儿童、孕妇、哺乳期妇女、营养不良和消瘦以及伴有消耗性疾病者应酌情增加,肥胖者酌减。

2.营养物质含量及分配

碳水化合物占饮食总热量的50％～60％,脂肪约占总热量的30％,蛋白质含量一般不超过总热量的15％。提倡用粗制米、面和一定量杂粮,忌食用葡萄糖、蔗糖、蜜糖及其制品(各种糖果、甜糕点饼干、冰淇淋、含糖饮料等)。蛋白质成人每天每千克理想体重0.8～1.2 g,儿童、孕妇、哺乳期妇女、营养不良或伴有消耗性疾病者增至1.5～2.0 g,伴有糖尿病肾病而肾功能正常者应限制至0.8 g,血尿素氮升高者应限制在0.6 g。蛋白质应至少有1/3来自动物蛋白质,以保证必需氨基酸的供给。每天胆固醇摄入量不宜超过300 mg。每天饮食中纤维素含量不宜少于40 g,提倡食用绿叶蔬菜、豆类、块根类、粗粮谷物、含糖成分低的水果等。每天摄入食盐应限制在6 g以下,高血压患者应更严格。限制饮酒。确定每天饮食总热量和糖类、蛋白质、脂肪的组成后,按每克糖类、蛋白质产热16.7 kJ(4 kcal),每克脂肪产热37.7 kJ(9 kcal),将热量换算为食品后制订食谱,并根据生活习惯、病情和配合药物治疗需要进行安排。可按每天三餐分配为1/5、2/5、2/5或1/3、1/3、1/3。

3.注意事项

(1)严格控制甜食摄入,包括各种糖果、食糖、点心、干果等,血糖控制好者,可在两餐间加增含糖量低的水果,如梨、樱桃、柚、苹果。

(2)限制总热量,在保证总热量不变的情况下,每增加一种食物的摄取应相应减少另一种食物的摄入。当患者因控制饮食而出现饥饿感时,可增加蔬菜、水果等。

(3)为预防低血糖的发生,糖尿病患者要随身携带糖果,出现头晕、乏力、手抖、出汗等症状时可及时进食。

(4)监测体重:每周定期测量体重1次,如果体重改变＞2 kg,及时汇报医师查找原因。

(四)休息与运动

1.选择合适的运动方式及强度

以有氧运动为主。一般分轻度、中度、强度运动三类。轻度运动如散步、打太极拳等;中度运动如慢跑、快步走等;强度运动如跳绳、球类运动等。步行活动安全,并且容易坚持,为中老年患者运动首选。最佳的运动时间为从第一口饭算起的餐后一小时,此时血糖较高,运动时不易发生低血糖。

2.运动时注意事项

(1)运动前做好评估,注意安全。做好运动前的准备活动及运动后的整理活动,不要在运动后即坐、即躺、即餐、即浴。

(2)运动不宜在空腹时进行,以防止低血糖发生。运动中随身携带糖果,出现低血糖症状时及时食用。身体出现不适立即停止活动。

(3)运动时随身携带糖尿病卡,卡上应有本人的姓名、年龄、家庭住址、联系方式和病情以备急需。

(五)心理护理

由于糖尿病病程长,并发症多,患者易产生焦虑、烦躁、易怒等情绪。安慰关心患者,耐心为患者讲解糖尿病相关知识,使患者都建立战胜疾病的信心和决心。

八、健康指导

(一)疾病知识指导

糖尿病是一种需要终身治疗的慢性病,病程长,因此要向患者及家属耐心讲解糖尿病相关知识,充分调动患者及家属的主动性,配合完善治疗。鼓励患者戒烟戒酒、减轻体重防止肥胖、注意预防感染等。

(二)饮食与运动指导

指导患者合理饮食,适当运动,告知饮食和运动对糖尿病治疗的重要性。

(三)指导患者学会自我监测及自我护理

(1)教会患者正确的自测血糖的方法。

(2)指导患者学会自我观察病情,告知患者常见并发症的表现及预防。

(3)注射胰岛素者应教会注射方法。

（四）定期复查

每2～3个月复查1次糖化血红蛋白，了解近期血糖控制情况。如原来有血脂异常，应每1～2个月复检，防止慢性并发症的发生。

第六节　尿 路 感 染

尿路感染简称尿感，是指各种病原微生物感染所引起的尿路急、慢性炎症。可分为上尿路感染和下尿路感染，前者指肾盂肾炎，后者包括膀胱炎和尿道炎。

一、病因

单纯性尿路感染病原菌菌群中，致病菌以革兰阴性杆菌为主，其中以大肠埃希菌最为常见，占70%以上，其次为克雷伯菌、变形杆菌、柠檬酸杆菌属等。此外，结核分枝杆菌、衣原体、真菌等也可导致尿路感染。

二、临床表现

尿路感染常见的临床表现是尿频、尿急、尿痛、排尿不适、下腹部疼痛等，发生上尿路感染时可出现全身症状，伴发热、寒战、头痛、全身酸痛、恶心、呕吐等。查体可见一侧或两侧肋脊角及输尿管点压痛，肾区压痛和叩击痛。

三、辅助检查

通过尿液检查了解有无白细胞尿（脓尿）、血尿和菌尿，24小时尿量有无异常，有无夜尿增多和尿比重降低，通过影像学检查了解肾脏大小、外形有无异常，尿路有无畸形或梗阻。

四、治疗

一般治疗和抗感染治疗。

（1）急性期应注意休息，多饮水，勤排尿。

（2）发热者给予易消化、高热量、富含维生素饮食。

（3）膀胱刺激征和血尿明显者，可口服碳酸氢钠以碱化尿液、缓解症状。

（4）选择致病菌敏感、在尿和肾内的浓度高、肾毒性小、不良反应少的抗生素，并根据尿路感染的类型决定疗程的长短。

（5）尿路感染反复发作者应积极寻找病因，及时祛除诱发因素。

五、护理评估

（一）健康史

询问患者排尿情况，有无导尿、尿路器械检查等明显诱因，有无泌尿系统畸形、前列腺增生、妇科炎症等相关疾病病史；询问患病以来的治疗经过，药物使用情况，包括曾用药物的名称、剂量、用法、疗程及其疗效，有无发生不良反应。

（二）身体评估

评估患者的精神、营养状况、体温有无升高。肾区有无压痛、叩击痛，输尿管点有无压痛、尿道口有无红肿等。

（三）心理、社会评估

应评估患者有无紧张、焦虑等不良心理反应。

六、护理措施

（一）一般护理

急性期应卧床休息，养成良好的个人卫生习惯。

（二）饮食护理

饮食宜清淡、富含营养、易消化，高热患者在无禁忌的情况下，鼓励患者多饮水，每天饮水量在 2 500 mL 以上。注意营养搭配以提高机体抵抗力。

（三）病情观察

监测体温、尿液的变化，观察有无腰痛加剧。如高热持续不退或体温升高，且出现腰痛加剧等，应考虑可能出现肾周脓肿、肾乳头坏死等并发症，需及时通知医师。

（四）对症护理

1.发热
给予物理降温。

2.保持皮肤黏膜清洁
加强个人卫生，女性患者月经期尤需注意会阴部的清洁。

3.尿路刺激征
保持心情舒畅，可指导患者从事一些自己感兴趣的活动，缓解紧张情绪，减轻尿频症状。

4.缓解疼痛

指导患者进行膀胱区热敷或按摩,减轻疼痛。

5.用药护理

(1)遵医嘱给予抗菌药物,嘱患者按时、按量、按疗程服药,勿随意停药。

(2)使用复方磺胺甲恶唑期间要注意多饮水。并同时服用碳酸氢钠,以增强疗效和减少磺胺结晶形成。

(3)尿路感染的疗效评价标准如下。

见效:治疗后复查菌尿转阴。

治愈:完成抗菌药物疗程后,菌尿转阴,于停药 2 周和 6 周分别复查 1 次,如为无菌尿,则可认为已治愈。

治疗失败:治疗后持续菌尿或复发。

七、健康指导

(1)知识宣教,为患者讲解疾病知识,寻找慢性复发的病因,去除发病因素。

(2)养成良好的卫生习惯,注意个人清洁卫生,尤其注意保持会阴部及肛周皮肤的清洁,女性忌盆浴。育龄期妇女在急性期治愈后 1 年内避免怀孕。

(3)避免劳累,坚持适当的体育锻炼,以提高机体抵抗力。

(4)多饮水、勤排尿(2～3 小时排尿 1 次)是最实用而有效的预防方法。尽量避免不必要的导尿等操作,如必须留置导尿管,需严格执行无菌操作。

(5)及时治疗局部炎症,注意性生活后即排尿和清洁外阴,并口服抗菌药物预防尿感的发生。

(6)用药指导,嘱患者按时、按量、按疗程服药,勿随意停药并按医嘱定期随访。

第七节　肾病综合征

一、病因与发病机制

(一)病因

肾病综合征(nephrotic syndrome,NS)根据病因可分为原发性和继发性两类。一般排除继发性病因的即为原发性肾病综合征。常见的继发性原因:糖尿病肾病、系统性红斑狼疮肾炎、乙型肝炎病毒相关性肾炎、肾淀粉样变性及骨髓瘤性肾病。中青年以结缔组织病、感染、药物引起的肾病综合征常见,而老年人则以代谢性疾病和新生物引起的肾病综合征常见。

(二)发病机制

本病主要的发病机制为免疫介导性炎症反应,在发病过程中又有非免疫因素参与。

二、病理

以微小病变型肾病、膜性肾病、系膜增生性肾小球肾炎、局灶节段性肾小球硬化及系膜毛细血管性肾炎为常见。

三、临床表现

肾病综合征作为一组临床综合征,一般具有共同的临床表现、病理生理和代谢变化,但是不同的病理类型又有各自不同的临床特点(表 4-1)。

表 4-1　不同病理类型 NS 的临床特点

病理类型	占原发性 NS 百分比	好发于	临床特点	对治疗敏感性
微小病变型肾病	10%～20%	儿童,男性	可伴有镜下血尿	敏感
局灶阶段性肾小球硬化	5%～10%	青少年,男性	大量蛋白尿,可伴有不同程度血尿、高血压	顶端型敏感,塌陷型差
膜性肾病	20%	中老年,男性	可伴有镜下血尿,易发生血栓栓塞	早期敏感,晚期差
系膜增生性肾小球肾炎	30%	青少年,男性	50%有前驱感染,IgA 肾病均有血尿,非 IgA 肾病 70%有血尿	与病理改变轻重有关,轻者敏感
系膜毛细血管性肾小球肾炎	10%～20%	青壮年,男性	均有血尿,血清 C3 持续降低	成人差

肾病综合征典型的临床表现如下。

(一)蛋白尿

血浆蛋白持续、较大量从尿中丢失,是本病病理生理和临床表现的基础。尿中含有大量多种蛋白质成分,其中以血浆清蛋白为主。

(二)血浆蛋白浓度的改变

血浆清蛋白浓度降低是肾病综合征必备的第二特征,其他血浆蛋白成分既可增加也可减少,主要取决于丢失(尿蛋白丢失)与合成的平衡。但最终均导致机体抵抗力下降、血栓形成倾向及一系列代谢紊乱。

(三)高脂血症

高脂血症主要表现为胆固醇、甘油三酯水平明显升高,同时伴有低密度脂蛋白和极低密度脂蛋白浓度升高,高密度脂蛋白正常或下降。

(四)水、钠潴留与水肿

水、钠潴留与水肿主要是指血管外水、钠潴留,即组织间液增加。由于血浆清蛋白降低,血浆胶体渗透压降低,水分由血液转移至组织间隙而致凹陷性水肿。水肿程度一般与低蛋白血症的程度相一致,严重时可引起胸腔积液、腹水、心包积液、颈部皮下水肿及纵隔积液以致呼吸困难。

四、并发症

(1)感染:发生的主要原因为血免疫球蛋白 IgG 水平下降,补体成分下降,白细胞功能下降,低铁蛋白、低锌血症以及激素、免疫抑制剂的应用。

(2)血栓、栓塞:本征严重的、致死性并发症之一,最主要的血栓、栓塞性并发症为肾静脉血栓及其脱落后形成的肺栓塞。导致本并发症的主要原因为凝血、抗凝及纤溶因子的变化;低蛋白血症及高脂血症所致血液浓缩、血液黏稠度增加及过度使用利尿剂、长期应用糖皮质激素等。

(3)急性肾损伤。

(4)蛋白质及脂肪代谢紊乱:体内各种蛋白质缺乏,将导致患者出现发育迟缓、微量元素缺乏,免疫力下降等;高脂血症将导致患者出现血栓栓塞及心血管并发症等。

五、辅助检查

(一)尿液检查

尿蛋白定性一般为(＋＋＋)～(＋＋＋＋),24 小时尿蛋白定量超过 3.5 g,可见红细胞、颗粒管型。

(二)血液检查

血浆清蛋白降低,血脂升高,肾功能可正常或降低。

(三)B超检查

双侧肾脏可正常或缩小。

(四)肾活检

可明确病理类型。

六、治疗

本病的治疗原则为坚持规范化治疗与个体化治疗相结合,不同的疾病类型采用不同的治疗方案,对患者应注意全面治疗,既要纠正生理功能紊乱、减少并发症又要注意保护肾功能。本病的治疗主要包括以下几个方面。

(一)蛋白尿的治疗

降低尿蛋白是本病治疗的核心环节。其主要用药为糖皮质激素(如醋酸泼尼松、泼尼松龙)、细胞毒类药物(如环磷酰胺、苯丁酸氮芥)或免疫抑制剂(如环孢素 A、他克莫司、来氟米特等)。

(二)针对全身病理生理改变的对症治疗

1.休息与活动

发病时以休息为主,缓解后可逐步增加活动量。

2.饮食治疗

应给予易消化、清淡、半流质饮食。水肿时应给予低盐、低脂、适量优质蛋白饮食,并注意微量元素的补充。

3.水肿的治疗

应根据患者不同的情况选择不同的措施给予使患者缓慢地减轻水肿。一般患者于限盐及卧床休息之后即可达到利尿、消肿的目的。另外还可以根据患者血容量充盈情况给予利尿剂、清蛋白等药物。在使用糖皮质激素降尿蛋白早期也会有轻度利尿作用。

4.其他

降压、降脂及抗凝等治疗。

(三)保护肾功能

治疗过程中注意监测及保护肾功能。

(四)防治并发症

1.感染

一旦发生感染应立即选用对致病菌敏感、强效且无肾毒性的抗生素积极治疗。必要时可减少或停用激素。

2.血栓、栓塞

血浆清蛋白低于 20 g/L 时,一般可给予预防性抗凝治疗,如低分子量肝素皮下注射、小剂量阿司匹林口服等;发生血栓、栓塞时,及时给予局部或全身溶栓治疗,常用药有尿激酶、链激酶等。

3.急性肾损伤

采取的主要措施:①对利尿剂有效时,使用大剂量利尿剂。②利尿无效时,行血液透析。③治疗原发病。④口服碳酸氢钠碱化尿液。

七、护理评估

(一)健康史

应详细询问患者水肿的发生时间、部位、程度、特点、消长情况,以及有无胸闷、气促、腹胀等腹水、胸腔积液、心包积液的表现。有无发热、咳嗽、咳痰、皮肤感染和尿路刺激征等感染征象并详细询问以往的用药情况,尤其是利尿剂、激素、细胞毒性药物等药物的类型、剂量、用法、疗程及不良反应等。

(二)身体评估

评估患者的精神状态、营养状况、生命体征和体重有无异常。观察患者水肿的程度、特点以及有无腹水、胸腔积液、心包积液和阴囊水肿。

(三)心理、社会评估

评估时应注意了解患者的心理反应和患者的社会支持状况,如家庭成员的关心程度、医疗费用来源是否充足等。

八、护理措施

(一)一般护理

1.休息

凡有严重水肿、低蛋白血症者需卧床休息。待水肿消退、一般情况好转后,可起床活动。但卧床患者需经常变换体位,必要时应协助患者翻身。避免穿紧身衣裤,以防静脉淤血。卧床时需抬高水肿的肢体,以增加静脉回流,减轻水肿。

2.饮食护理

肾病综合征患者的饮食护理很重要,合理的饮食不仅可以减轻患者的现有症状,还可以减慢肾功能的下降速度,因此,应指导患者合理进食,具体内容如下。

(1)优质蛋白质:应给予患者优质蛋白饮食,即 1 g/(kg·d),当肾功能下降时,应根据肌酐清除率的情况减少蛋白质的摄入量,一般为 0.6～0.8 g/(kg·d)。

(2)充足的热量:应保证热量充足,一般不小于 126～147 kJ (30～35 kcal)/(kg·d)。

(3)低脂肪:为减轻高脂血症,应少进富含饱和脂肪酸的食物如动物油脂,而多吃富含多聚不饱和脂肪酸的食物如植物油及鱼油,以及富含可溶性纤维的食物如燕麦、豆类等。

(4)限制钠盐:水肿时应低盐饮食,勿食腌制食品,每天钠盐摄入量以 2～3 g 为宜,有条件者也可选用无钠盐。

(5)控制入液量:严重水肿患者应限制水分的摄入,遵循"量出为入"的原则,即入液量=前 1 天 24 小时尿量+500 mL(人体不显性失水量)。

3.生活护理

指导并协助患者进行全身皮肤、口腔黏膜的清洁。保持水肿皮肤清洁、干燥,避免损伤,防止感染。

(二)病情观察

对于全身性水肿的患者,应准确记录 24 小时出入液量,并在相同条件下测量患者体重和腹围,以观察体内水、钠潴留情况。观察有无并发感染、重度高血压、心力衰竭、急性肾损伤等征象。注意监测患者血浆清蛋白、总蛋白、前清蛋白等营养相关指标。

(三)水肿的护理

肾病综合征患者水肿较严重,易产生压疮及皮肤感染,严重者可并发败血症而死亡。因此,除采取一般的水肿护理措施外,还应积极采取各种措施保护患者皮肤,防止发生皮肤破溃、感染及压疮。

(1)一旦发生皮肤感染者,应立即给予抗生素静脉滴注,并给予中药如水调散等药物湿敷,并密切观察治疗效果。

(2)皮肤破溃、渗液者可根据情况给予以下护理措施:局部烤灯照射,每天 2 次,保持局部干燥;碘伏消毒并用无菌纱布覆盖;必要时可给予水胶体敷料保护。

(3)患者使用热水袋时,应嘱其用毛巾包好,避免烫伤皮肤。

(4)尽量避免肌内注射,可采用静脉途径给药,保证准确及时输入药物。

(5)静脉穿刺拔针后,用无菌干棉球按压穿刺部位,防止液体从针眼渗漏出来,注意无菌操作。

(四)用药护理

遵医嘱使用利尿剂、肾上腺糖皮质激素或免疫抑制剂时,应观察药物的疗效及可能出现的不良反应。

1.利尿剂

常用的如襻利尿剂(呋塞米),长期服用易导致低钾、低氯血症发生;而且呋塞米等强效利尿药有一定耳毒性,应避免与链霉素等氨基糖苷类抗生素同时使用。

2.糖皮质激素

长期服用糖皮质激素可导致医源性库欣综合征,应密切观察患者有无:①因水、钠潴留而加重高血压;②低血钾的表现;③感染;④兴奋、失眠等精神症状;⑤骨质疏松、骨折、股骨头坏死等骨异常;⑥消化道溃疡、出血等消化道损伤;⑦血糖升高的类固醇性糖尿病;⑧毛细血管脆性增加,皮下瘀斑;⑨向心性肥胖、多毛、痤疮等。

服用糖皮质激素时应注意:①应饭后服用,以减少对胃黏膜的刺激。②服用时间最好在早上6～8时,因这段时间正是人体内激素分泌高峰,此时服用可减轻激素的不良反应。③保证用量准确。④长期用药者应补充钙剂和维生素D,以防骨质疏松。

3.细胞毒类药物

不良反应有骨髓抑制及中毒性肝炎,并可出现性腺抑制(尤其男性性腺)、脱发及出血性膀胱炎。使用此类药物时注意多饮水,以促进药物从尿中排泄。

4.环孢素A

不良反应较多,如肝毒性、高血压、高尿酸血症、多毛及牙龈增生等,停药后病情易复发。

5.中药

如雷公藤制剂,应注意其对血液系统、胃肠道、生殖系统等的不良反应。

6.抗凝药

如肝素、双嘧达莫等抗凝药物,用药期间应注意观察患者有无瘀斑、出血点等皮下出血的表现。

(五)并发症的观察与护理

1.积极预防感染

(1)观察患者有无体温升高、咳嗽及咳痰等呼吸道感染的症状;尿频、尿急、尿痛等泌尿系统感染的症状以及皮肤的红、肿、热、痛等感染症状。

（2）保持病区环境清洁、舒适，定期做好病室的空气消毒，保持合适的温、湿度，定时开放门窗进行通风换气。

（3）尽量减少病区的探访人次，对有上呼吸道感染者应限制探访。

（4）加强皮肤护理，防止皮肤破溃。

2.血栓、栓塞

观察患者有无呼吸困难等肺栓塞的症状；观察有无肢体活动障碍及语言障碍等脑栓塞的症状；观察有无一侧或双侧下肢肿胀、疼痛等下肢静脉血栓的症状。除遵医嘱使用抗凝药物外，应指导患者适当活动，以防止下肢静脉血栓的形成。一旦发现患者有肺栓塞的症状时，应嘱患者绝对卧床休息，给予氧气吸入，并监测血氧饱和度及动脉血气的变化。

3.急性肾损伤

监测患者 24 小时尿量、肾功能、血电解质等指标，观察患者有无少尿、恶心、呕吐、呼吸困难、高血压等急性肾损伤的表现。一旦发现及时通知医师。

4.呼吸困难

对于因有大量胸腔积液、腹水而导致呼吸困难者，应给予患者采取身体前倾坐位或半卧位，可使用枕头、靠背架或床边桌等支撑物，以自觉舒适为原则。避免盖被过厚或衣服过紧而加重胸、腹部压迫感。并遵医嘱给予低流量氧气吸入，观察氧疗后的效果，必要时进行血氧饱和度监测。

（六）心理护理

严重水肿、呼吸困难者，常烦躁不安、恐惧、焦虑甚至抑郁，因而医护人员应评估患者的心理状况，安慰患者。介绍疾病相关知识，使其保持情绪稳定，坚定其战胜疾病的信心。长期服用糖皮质激素的患者，常有精神亢奋、多言语、好动等，有些患者会因为形体的改变而产生焦虑的心理。因此，应根据患者不同的情况给予相应的护理措施，经常与患者沟通，耐心倾听患者的诉说，并鼓励焦虑的患者表达内心想法，提高患者的信任感，建立良好的护患关系。

九、健康指导

（1）向患者及家属介绍本病的相关知识，讲解常见的并发症及防治方法，以便患者及家属早期发现，早期治疗。

（2）嘱患者注意休息，避免劳累，适当活动，防止发生血栓。

（3）注意保暖，病情稳定后加强锻炼，增强体质，防治各种感染。

（4）指导患者按时、按量服药，勿擅自停药或减量，尤其使用糖皮质激素的患者，注意药物的不良反应。

（5）指导患者自我监测病情的变化，如尿蛋白的增减、水肿的消长及肾功能的变化等。

第八节 类风湿关节炎

类风湿关节炎（rheumatoid arthritis，RA）是一种以慢性对称性周围性多关节炎为主要临床表现的异质性、系统性、自身免疫性疾病。

一、病因

类风湿关节炎的病因研究迄今尚无定论，尽管各种炎症介质、细胞因子、趋化因子在 RA 的发病过程中备受关注，但其具体机制仍不清楚。

（一）环境因素

目前认为一些感染因素如病毒、细菌和支原体等可能通过某些途径影响 RA 的发病和病情进展。

（二）遗传因素

流行病学调查显示，RA 的发病与遗传因素密切相关，家系调查 RA 现症者的一级亲属患 RA 的概率为 11％。单卵双生子同时患 RA 的概率为 12％～30％，而双卵孪生子同患 RA 的概率只有 4％。许多地区和国家的研究发现 HLA-DR4 单倍型与 RA 发病密切相关。

（三）性激素

RA 的患病率存在性别差异，绝经期前妇女的发病率显著高于同龄男性，妊娠、口服避孕药可缓解病情，这些现象提示性激素在 RA 的发病中的作用，即雌激素促进 RA 的发生，而孕激素则可能减轻病情或防止发生。

二、临床表现

RA 发生于任何年龄，80％发病于 35～50 岁，女性患者约 3 倍于男性。RA 临床个体差异大，从短暂、轻微的少关节炎到急剧、进行性多关节炎及全身性血管炎表现均可出现，常伴有晨僵。RA 多以缓慢隐匿的方式起病，在出现明显关节症状前可有数周的低热,少数患者可有高热、乏力、全身不适、体重下降等症状,以后逐渐出现典型关节症状。少数则急剧起病,在数天内出现多个关节症状。

(一)症状

1.关节

一般可分滑膜炎症状和关节结构破坏的表现,RA 病情和病程有个体差异,从短暂、轻微的少关节炎到急剧进行性多关节炎均可出现,常伴有晨僵。

(1)晨僵:早晨起床后关节及其周围关节僵硬感称"晨僵"(日间长时间静止不动后也可出现),受累关节因炎症导致充血、水肿和渗出,使关节肿胀、僵硬、有胶黏着样的感觉,持续时间至少 1 小时者意义较大。晨僵出现在 95% 以上的RA 患者,晨僵持续时间和关节炎症的程度成正比,它常被作为观察本病活动的指标之一。

(2)痛与压痛:关节痛往往是最早出现的症状,主要累及以腕、掌指关节、近端指间关节等小关节,其次是足趾、膝、踝、肘、肩等关节。多呈对称性、持续性,但时轻时重,疼痛的关节往往伴有压痛。受累关节的皮肤可出现褐色色素沉着。

(3)关节肿:由于关节腔内积液或关节周围软组织炎症,凡受累的关节均可肿胀,常见的部位为腕、掌指关节、近端指间关节、膝等关节,多呈对称性。病程较长者可因滑膜慢性炎症后的肥厚而引起肿胀。

(4)关节畸形:见于较晚期患者,关节周围肌肉的萎缩、痉挛则使畸形更为加重。最为常见的关节畸形是腕和肘关节强直、掌指关节的半脱位、手指向尺侧偏斜和呈"天鹅颈样"及"纽扣花样"表现。重症患者关节功能丧失,致使生活不能自理。多因绒毛侵袭破坏软骨和软骨下骨质结构造成关节呈纤维性或骨性强直,又因关节周围肌肉的萎缩、痉挛则使畸形更为加重。

(5)特殊关节。①颈椎:颈椎半脱位;②肩、髋关节:局部痛和活动受限,髋关节往往表现为臀部及下腰痛;③颞颌关节:早期表现为讲话、咀嚼时疼痛加重,严重者有张口受限。

2.关节外表现

(1)类风湿结节:类风湿结节是本病较常见的关节外表现,可见于 20%～30% 的患者,多位于关节隆出部及受压部位的皮下,如前臂伸面、肘鹰嘴突附近、枕、跟腱等处。其大小不一,结节直径由数毫米至数厘米、质硬、无压痛、对称性分布。此外,几乎所有脏器如心、肺等均可累及,其存在提示有本病的活动。

(2)类风湿血管炎:RA 患者系统性血管炎少见,体格检查能观察到的有指甲下或指端出现的小血管炎,其表现和滑膜炎的活动性无直接相关性,少数引起局部组织的缺血性坏死,眼部受累多为巩膜炎,严重者因巩膜软化而影响视力。

(3)肺和胸膜:肺受累多见,其中男性多于女性,有时可为首发症状。表现为肺间质病变、胸膜炎及肺动脉高压等。肺间质病变是最常见的肺病变,见于约30％的患者,逐渐出现气短和肺功能不全,少数患者出现慢性纤维性肺泡炎,预后较差。约10％的患者出现胸膜炎,多为单侧或双侧性的少量胸腔积液,偶为大量胸腔积液。此外,肺尘埃沉着病患者合并 RA 时易出现大量肺结节,称为Caplan 综合征,也称为类风湿性尘肺病。

(4)心脏:RA 患者可累及心脏,其中心包炎最常见。多见于 RF 阳性、有类风湿结节的患者,但多数患者无相关临床表现。30％的患者可出现小量心包积液。

(5)胃肠道:多与服用抗风湿药物,尤其非甾体抗炎药有关,很少由 RA 本身引起,患者可有上腹不适、胃痛、恶心、食欲缺乏甚至黑便等。

(6)肾:本病的血管炎很少累及肾,肾脏的淀粉样变和药物毒性可导致蛋白尿的出现。

(7)神经系统:RA 患者出现神经系统病变多因神经受压。受压的周围神经病变与相应关节的滑膜炎的严重程度密切相关。最常受累的神经有正中神经、尺神经和桡神经。神经系统的受累可以根据临床症状和神经定位来诊断,神经系统受累也可以出现脊髓受压和周围神经炎的表现。

(8)血液系统:患者的贫血程度通常和病情活动度相关,尤其与关节的炎症程度相关。RA 患者的贫血多是正常细胞正色素性贫血,若出现小细胞低色素性贫血,可因病变本身或因服用非甾体抗炎药而造成胃肠道长期少量出血所致。RA 患者伴有脾大、中性粒细胞数量减少,有的甚至有贫血和血小板数量减少,称之为 Felty 综合征。

(9)干燥综合征:30％～40％RA 患者在疾病的各个时期均可出现此综合征,随着病程的延长,干燥综合征的患病率逐渐增多,口干、眼干是此综合征的表现,但部分患者症状不明显,必须通过各项检查证实有干燥性角、结膜炎和口干燥征体征。

(二)体征

(1)晨起关节僵硬程度是最具有特征性表现之一。

(2)晚期患者关节畸形呈"天鹅颈"样及"纽扣花"样。

(3)患者关节隆突部及经常受压部位出现皮下结节,大小不一、质硬、无压痛、对称性分布。

三、辅助检查

血液检查(血常规、血沉、类风湿因子、免疫学复合物和补体、肝肾功能)、尿常规、关节滑液检查及关节X线检查等有无异常改变。

四、治疗

由于本病的病因和发病机制未完全明确,临床上尚缺乏根治及预防本病的有效措施。目前的治疗目标是减轻关节症状、延缓病情进展、防止和减少关节的破坏、保护关节功能、最大限度地改善患者的生活质量,强调早期诊断和早期治疗的重要性。

(一)一般治疗

一般治疗包括休息、急性期关节制动、恢复期关节功能锻炼、物理疗法等。卧床休息只适宜于急性期、发热以及内脏受累的患者。

(二)药物治疗

根据药物性能,将治疗RA的常用药物分为五大类,即非甾体抗炎药、改变病情抗风湿药、糖皮质激素、生物制剂和植物药等。

1.非甾体抗炎药

本类药物具有镇痛消肿作用,是改善关节炎症状的常用药,但不能控制病情,必须与改变病情抗风湿药同服,包括塞来昔布、美洛昔康、双氯芬酸、吲哚美辛、布洛芬等。

2.改变病情抗风湿药

该类药物发挥作用缓慢,临床症状明显改善需 $1\sim6$ 个月,具有改善和延缓病情进展的作用。药物的选择和应用的方案往往根据患者的病情活动性、严重性和进展而定。一般首选甲氨蝶呤,并将它作为联合治疗的基本药物。另外,柳氮磺吡啶、来氟米特、羟氯喹亦在临床上广泛应用。

3.糖皮质激素

在关节炎急性发作可给予短效激素,泼尼松一般应不超过每天 10 mg,若患者有系统症状如伴有心、肺、眼和神经系统等器官受累情况,可予泼尼松每天量为 $30\sim40$ mg,症状控制后递减,以每天10 mg或低于 10 mg 维持。但由于它不能根治本病,停药后症状会复发。

4.生物制剂

生物制剂近年在国内外都在逐渐使用,临床试验提示它们有抗炎及防止骨破坏的作用。为增加疗效和减少不良反应,本类生物制剂宜与 MTX 联合应用。其主要的不良反应包括注射部位局部的皮疹、感染(尤其是结核感染),有些生物制剂长期使用可导致淋巴系统肿瘤患病率增加。

5.植物药制剂

常用的植物药制剂包括雷公藤多苷,青藤碱、白芍总苷等。

(三)外科手术治疗

外科手术治疗包括关节置换和滑膜切除手术,前者适用于较晚期有畸形并失去功能的关节。滑膜切除术可以使病情得到一定的缓解,但当滑膜再次增生时病情又趋复发,所以必须同时应用改变病情抗风湿药。

五、护理评估

(一)健康史

1.患病及治疗经过

该病多为慢性病程,病情反复发作。应详细询问患者发病的时间,起病急缓,有无明显诱因,主要症状及其特点。如关节疼痛者应询问关节疼痛的初发时间、起病特点、痛的部位、性质、程度、持续时间、与活动的关系以及伴随症状。

2.既往就医情况

是否经过正规治疗,效果如何;进行过何种检查,结果如何;服用药物情况,包括药物种类、剂量、用法、有无不良反应等。

3.目前的主要临床表现及病情变化

关节疼痛、肿胀、活动障碍等情况是否加重;一般情况如营养状况、体重、食欲、睡眠及大小便有无异常等。

4.生活史与家族史

询问患者的年龄、出生地、工作环境以及亲属中是否有类似疾病的发生。如是否有感染、寒冷、潮湿、疲劳、营养不良、外伤、精神创伤等因素刺激,这些因素往往可提示本病的诱发原因,它们与类风湿关节炎的发生关系密切。

(二)身体评估

1.全身状况

有无发热、乏力、消瘦、口干、眼干、慢性咳嗽、营养状况及精神状态等。

2.肌肉、外周关节及脊柱

有无肌肉萎缩和肌力减退,有无关节红、肿、热、压痛、活动受限以及畸形。

3.其他

生命体征是否正常,有无其他脏器损害等。

(三)心理、社会评估

(1)评估患者日常生活、工作是否因患病受到影响。RA 患者常因疾病反复发作,长期不愈,并有关节疼痛、活动受限以及致残危险,使患者的生活、学习或工作受到影响。

(2)患者对疾病的性质、过程、预后及防治知识的了解程度。

(3)评估患者的心理状态,有无焦虑、抑郁、偏执和悲伤等心理反应及其程度。

(4)评估社会支持系统,患者家庭结构、经济状况,文化、教育背景,亲属对患者所患疾病的认识和态度,对患者的关心和支持程度,患者单位所能提供的支持,出院后就医条件,以及社区所能提供的医疗服务。

六、护理措施

(一)一般护理

1.休息与体位

(1)急性期患者常伴有发热、乏力等全身症状,应卧床休息,并注意体位和姿势,但不提倡绝对卧床。根据患者病情,采用短时间制动,使关节休息,减轻炎症反应。对患者关节进行主动或主动加被动的最大耐受范围内的伸展运动,每天1~2次,以防止关节废用。

(2)患者关节疼痛减轻,全身症状好转后,应鼓励患者及早下床或床上做各种主动或被动锻炼。

(3)缓解期应加强肢体功能锻炼,主要以关节的伸展与屈曲运动为主,每天进行 2~3 次。

2.饮食护理

避免辛辣等刺激性食物,可给予高维生素、高蛋白、营养丰富、清淡易消化的饮食。

3.病情观察

(1)观察关节疼痛、肿胀的程度、部位,晨僵持续的时间,是否有关节畸形和功能障碍。

(2)观察是否有关节外症状,如有无皮下结节,有无咳嗽、呼吸困难,有无胸闷、心前区疼痛,有无皮肤溃疡,有无口干、眼干等。若有以上症状,提示病情发生变化,应及时予以处理。

(3)观察药物的疗效和不良反应。

(二)用药护理

(1)遵医嘱用药,指导患者用药方法和注意事项,观察药物的不良反应。如非甾体类药物易引起胃肠反应,应同时服用胃黏膜保护剂。

(2)只有在一种改变病情抗风湿药(DMARDs)足量使用1～2周后无效才能更改为另一种。

(3)应避免两种或两种以上 DMARDs 同时服用而使不良反应增多。

(4)老年人宜选用半衰期短的 DMARDs 药物,对有溃疡病史的老年人,宜服用选择性环氧化酶-2 抑制剂以减少胃肠道的不良反应。

(5)改变病情的抗风湿药物可引起胃肠道反应,肝、肾功能损害,骨髓抑制等。用药期间严密观察,定期监测血、尿常规及肝、肾功能等。

(6)生物制剂主要的不良反应包括注射部位局部的皮疹,感染(尤其是结核感染),长期使用淋巴系统肿瘤患病率增加。

(三)对症护理

1.晨僵护理

指导患者早晨起床后行温水浴,或用热水浸泡僵硬的关节后活动关节;或起床后先活动关节再下床活动,夜间睡眠时戴弹力手套保暖,也可减轻晨僵程度。避免在僵直发作时安排处置等治疗,在服镇痛药物后、疲劳出现前或未发生僵硬时进行活动更为适宜。

2.预防关节废用

卧床期间,为保持关节功能,防止关节畸形和肌肉萎缩,护士应指导或帮助患者锻炼。活动强调应以患者能承受为限。如活动后疼痛持续加重,应减少活动量。在症状基本控制后,鼓励患者下床活动,必要时提供辅助工具,避免长时间不活动。肢体锻炼由被动向主动渐进,也可配合理疗、按摩,增加局部血液循环,松弛肌肉,活络关节,防止关节废用。

(四)心理护理

患者因病情反复发作、迁延不愈,疗效不佳等原因,情绪低落、忧郁、孤独,对生活失去信心。护士在与患者的接触中要以和蔼的态度疏导、解释、安慰、鼓励等方法帮助患者尽快适应残疾,建立良好的护患关系,使其积极配合治疗。

1.对待心态的认识

指导患者对疾病勿悲观失望,学会自我调节与控制。

2.鼓励患者自我护理

与患者一起制订康复的重点目标,激发患者对家庭、社会的责任,鼓励自强,正确认识,对待疾病,积极与医护人员配合。对已经发生关节功能残障的患者,要鼓励发挥健康的作用,尽量做到生活自理或参加力所能及的工作,体现生存价值。

3.参与集体活动

组织患者集体参与学习疾病的知识或座谈,以达到相互启发、相互学习、相互鼓励,也可让患者参加集体娱乐活动,充实生活。

4.建立社会支持体系

嘱家属亲友给患者以物质支持和精神鼓励。亲人的关心会使患者情绪稳定,从而增强战胜疾病的信心。

七、健康指导

(一)用药指导

遵医嘱用药,不可擅自停药或增减量,教会患者观察药物疗效及不良反应,定期复查,出现病情反复或严重胃肠道不适、黑便等药物不良反应时,及早就医。

(二)疾病知识指导

向患者及家属介绍本病有关知识,使患者学会自我护理方法。

(三)生活指导

合理安排休息和活动,避免过度劳累;避免感染、寒冷、潮湿等一切可能诱发本病的因素;每天有计划锻炼,保护关节功能,防止废用,多行热水浴,缓解关节不适。

(四)饮食指导

多食高钙、高维生素、优质蛋白质饮食,低盐饮食每天食用盐不超过 5 g。

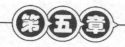

外科常见病护理

第一节 颅脑损伤

颅脑损伤为一种常见的外伤,约占全身损伤的 20%,其发生率仅次于四肢骨折,由于伤及中枢神经系统,其致残率及致死率却均居首位。颅脑损伤多见于交通、工矿作业等事故,运动损伤及自然灾害、爆炸、坠落、跌倒、各种锐器、钝器对头部的伤害等。因难产或产钳引起的婴儿颅脑损伤亦偶见。

颅脑损伤是由外界暴力作用于头部引起。外力作用于头部,致伤作用的大小主要与外力的质量和运动速度有关。根据作用方式,分为直接暴力和间接暴力两种。最常见的颅脑损伤有头皮损伤、颅骨损伤和脑损伤。

一、头皮损伤

头皮损伤是原发性颅脑损伤中最常见的一种,它的范围可由轻微擦伤到整个头皮的撕脱伤,其意义在于医师据此可判断颅脑损伤的部位及轻重。头皮损伤往往都合并有不同程度的颅骨及脑组织损伤,可成为颅内感染的入侵门户,引起颅内的继发性病变。

(一)病因

当近于垂直的暴力作用在头皮上,由于有颅骨的衬垫,常致头皮挫伤或头皮血肿,严重时可引起挫裂伤。斜向或近于切线的外力,因为头皮的滑动常导致头皮的裂伤、撕裂伤,但在一定程度上又能缓冲暴力作用在颅骨上的强度。

(二)临床表现

(1)头皮血肿。

(2)头皮裂伤。

(3)头皮撕脱伤。

(三)辅助检查

X线、CT、MRI等检查,判断损伤的程度和类型。

(四)治疗

1.局部治疗

(1)头皮血肿:多数可自行吸收,无需特殊处理;较大的血肿可在无菌条件下穿刺抽吸后加压包扎。

(2)头皮裂伤:需着重检查有无颅骨和脑损伤。伤口立即加压包扎止血,清创缝合。

(3)头皮撕脱伤:应在加压包扎止血、防治休克的前提下,清创后行头皮复位再植或自体皮移植术;对于骨膜已撕脱者,可在颅骨外板上多处钻孔,深达板障,待孔内肉芽组织生成后再行植皮术。

2.全身治疗

有休克者,给予输液、输血、止痛等抗休克治疗;有感染可能者,应用抗生素、破伤风抗毒素(TAT)等,以预防感染。

(五)护理评估

1.健康史

详细了解受伤过程,如暴力大小、方向、性质、速度;当时有无意识障碍,其程度及持续时间;是否出现头痛、恶心、呕吐等情况。初步判断是颅伤、脑伤或是复合损伤;同时应了解现场急救、转送情况及患者既往健康状况。

2.身体评估

(1)一般状态:评估患者的生命指征、全身营养状况等。

(2)专科评估:了解患者头部破损、出血程度;有无意识障碍;有无瞳孔大小及对光反射变化;有无肢体抽搐、偏瘫、失语等局部症状和体征;有无头痛、呕吐及其程度等。

3.心理、社会评估

了解患者及家属的心理反应,对病程、预后及健康保健知识是否了解。

(六)护理措施

1.头皮血肿

指导患者早期冷敷,以减轻出血和疼痛,48小时后热敷,促进血肿吸收。较大血肿难以吸收时,协助医师行血肿穿刺抽吸和加压包扎。

2.头皮裂伤

现场应使用无菌敷料或清洁的布单或衣物加压包扎。到医院后应早期清创缝合,并观察有无颅骨骨折及脑损伤的症状和体征。

3.头皮撕脱伤

(1)现场救护:现场除加压包扎外应妥善保护撕脱下来的头皮,将其用无菌敷料或清洁布单包裹,装入塑料袋内,再放置于有冰块的容器中,随伤员一起送往医院。

(2)围术期护理:①建立两条静脉通路,快速输液,补充血容量,同时做好交叉配血、备皮、药物过敏试验等各项术前准备。②现场带来的撕脱头皮置于4 ℃冰箱内存放,待休克纠正后,争取清创后再植。③预防感染,遵医嘱使用抗菌药物和TAT预防感染,若有感染征象,早期留取伤口分泌物标本,送细菌培养及药物敏感试验。④观察病情:观察有无颅骨骨折、脑损伤、局部感染等征象。

(3)手术后护理:①安置适当体位,定时给予伤口换药,预防感染。②给予镇痛、镇静药物,减轻疼痛,但合并脑损伤患者禁用吗啡类药物。③稳定患者情绪,给予精神和心理上的支持。

(七)健康指导

(1)注意观察伤口情况,监测体温,伤口拆线后,如愈合良好2周后可洗头,动作轻柔,避免抓破切口,应尽量少去公共场所以防交叉感染。

(2)合理膳食,多吃新鲜蔬菜、水果适当进食鱼肉、鸡肉、蛋和奶制品,以保证足够蛋白质的摄入。

(3)生活规律,劳逸结合。

(4)定期门诊随访,3个月或半年复查头部 MRI、CT 等。如出现头痛、肢体运动障碍等情况时应及时就诊。

二、颅骨骨折

颅骨骨折是指头部骨骼中的一块或多块发生部分或完全断裂的疾病,多由于钝性冲击引起。颅骨结构改变大多不需要特殊处理,但如果伴有受力点附近的颅骨内的组织结构损伤,如血管破裂、脑神经损伤、脑膜撕裂等,则需要及时处理,否则可引起颅内血肿、神经功能受损、颅内感染及脑脊液漏等严重并发症,影响预后。

(一)病因

颅骨骨折的发生是因为暴力作用于头颅所产生的反作用力的结果,如果头颅随暴力作用的方向移动,没有形成反作用力,则不致引起骨折。由于颅骨抗牵拉强度恒小于抗压缩强度,故当暴力作用时,总是承受牵张力的部分先破裂。如果打击面积小,多以颅骨局部变形为主;如果着力面积大,可引起颅骨整体变形,常伴发广泛脑损伤。

(二)临床表现

1.颅盖骨折

颅盖骨折以线性骨折最常见。表现为局部压痛、肿胀,常伴局部骨膜下血肿。

2.颅底骨折

颅底骨折常为线性骨折,多有颅盖骨折延伸到颅底,也可由间接暴力所致。颅底部的硬脑膜与颅底贴附紧密,故颅底骨折时易撕裂硬脑膜,产生脑脊液漏而成为开放性骨折,多有颅内积气。按其发生部位分为颅前窝、颅中窝和颅后窝骨折,临床表现各异(表5-1)。

表 5-1　颅底骨折的临床表现

骨折部位	脑脊液漏	瘀斑位置	可能累及的脑神经
颅前窝	鼻漏	眶周、球结膜下("熊猫眼"征)	嗅神经、视神经
颅中窝	鼻漏和耳漏	乳突部(Battle征)	面神经、听神经
颅后窝	无	乳突部、枕下部	少见

(三)辅助检查

X线、CT、MRI等检查,判断损伤的程度和类型。

(四)治疗

1.颅盖骨折

单纯线性骨折或较轻的凹陷性骨折,凹陷深度<1.0 cm无需特殊处理,但应密切观察病情变化。凹陷性骨折合并脑损伤或引起相应功能障碍时,应手术治疗。

2.颅底骨折

无需特殊治疗,合并脑脊液漏时,应使用抗生素及TAT预防感染。

(五)护理评估

1.健康史

详细了解受伤过程,如暴力大小、方向、性质、速度,当时有无意识障碍,其程度及持续时间;受伤当时有无口鼻、外耳道出血或脑脊液漏发生;是否出现头痛、恶心、呕吐等情况;初步判断是否是复合损伤;同时应了解现场急救、转送情况及患者既往健康状况。

2.身体评估

(1)一般状态:评估患者的生命指征;全身营养状况等。

(2)专科评估:了解患者头部有无破损、出血,呼吸道是否通畅;观察有无意识障碍及其程度;有无瞳孔大小及对光反射变化;有无肢体抽搐、偏瘫、失语等局部症状和体征;有无头痛、呕吐及其程度;有无颅内压增高的症状和体征等。

3.心理、社会评估

了解患者及家属的心理反应,对病程、预后及健康保健知识是否了解。

(六)护理措施

1.安置合适卧位

对颅底骨折合并脑脊液漏者,应取床头抬高30°患侧卧位,并维持至漏液停止后3~5天。如果脑脊液外漏多,应取平卧位,头稍抬高,以防颅内压过低。

2.预防颅内感染

(1)保持外耳道、鼻腔和口腔清洁,每天2次清洁、消毒,清洁时棉球不可过湿,亦不可堵塞外耳道以免液体逆流入颅内。

(2)在鼻前庭或外耳道口放置干棉球吸附漏出的脑脊液,棉球浸湿后随时更换,记录24小时浸湿的棉球数,估计脑脊液外漏量。

(3)告知患者避免用力咳嗽、打喷嚏、擤鼻涕及用力排便,以免颅内压骤然升降导致气颅或脑脊液逆流。

(4)遵医嘱预防性应用抗生素及破伤风抗毒素,并观察有无体温升高、头痛、颈抵抗、烦躁、意识障碍等感染征象。

(5)禁止耳或鼻腔滴药、冲洗和填塞,谨慎选择腰椎穿刺;脑脊液漏长期不停,可行腰大池引流;脑脊液鼻漏者不可经鼻腔吸痰、放置胃管或行鼻导管给氧等。

3.病情观察

观察有无颅内继发性损伤。

(七)健康指导

(1)防止便秘,避免情绪激动、过度烦躁、剧烈咳嗽等,引起颅内压急剧变化。

(2)合理膳食,多吃新鲜蔬菜、水果适当进食鱼肉、鸡肉、蛋和奶制品,以保证足够的蛋白质摄入。

（3）生活规律，劳逸结合。

（4）定期门诊随访，3 个月或半年复查头颅 MRI、CT 等。如出现头痛、肢体运动障碍等情况时应及时就诊。

三、脑损伤

脑损伤是指头部直接或间接受到一定强度的外力作用，导致脑膜、脑组织、脑血管及脑神经发生病理性改变而表现出异常的临床表现和神经系统症状的综合征。

（一）病因

（1）外力直接作用于头部时立即发生的脑损伤（原发损伤）。

（2）外力作用于头部后一定时间内出现的脑损伤（继发损伤）。

（二）临床表现

1.脑震荡

（1）意识障碍。

（2）逆行性遗忘。

（3）其他症状。

2.脑挫裂伤

（1）意识障碍。

（2）局灶症状和失语等体征。

（3）头痛、恶心、呕吐。

（4）颅内压增高与脑疝。

3.原发性脑干损伤

进行性意识障碍，重症可出现昏迷。

4.颅内血肿

（1）硬脑膜外血肿。

（2）硬脑膜下血肿。

（3）脑内血肿。

（三）辅助检查

CT、MRI 等检查，判断脑损伤的程度和类型。

(四)治疗

1.脑震荡

脑震荡主要以休息静养,配合神经营养和脑血管调节药物治疗为主,可辅助高压氧、中医针灸和理疗等,预后良好。

2.脑挫裂伤及原发性脑干损伤

以非手术治疗为主。

3.非手术治疗

(1)一般处理:静卧休息;保持呼吸道通畅,对昏迷程度较深、痰多且排痰困难者尽早气管切开;营养支持;预防感染;对症处理。

(2)防治脑水肿:治疗脑挫裂伤的关键。

(3)促进脑功能恢复:应用营养神经药物。

(4)亚低温和高压氧治疗。

(5)重症监护室救治:对不能手术的重型患者,应在 ICU 病房接受生命体征监测。

4.手术治疗

当非手术治疗无效、颅内压持续增高并出现脑疝迹象时,应行脑减压术或局部病灶清除术。

5.颅内血肿

各种急性颅内血肿,一经确诊,应立即行开颅血肿清除术并彻底止血。慢性硬脑膜下血肿,多采用颅骨钻孔术,术中置管冲洗清除血肿,术后引流 48～72 小时。

(五)护理评估

1.健康史

(1)详细了解受伤过程,如暴力大小、方向、性质、速度,当时有无意识障碍,其程度及持续时间;有无中间清醒期、逆行性遗忘;受伤当时有无口鼻、外耳道出血或脑脊液漏发生。

(2)是否出现头痛、恶心、呕吐等情况。初步判断是颅伤、脑伤或是复合损伤。

(3)同时应了解现场急救、转送情况及患者既往健康状况。

2.身体状况

(1)了解患者头部有无破损、出血,呼吸道是否通畅;观察有无意识障碍及其程度。

（2）有无瞳孔大小及对光反射变化；有无肢体抽搐、偏瘫、失语等局部症状和体征。

（3）有无头痛、呕吐及其程度；有无颅内压增高的症状和体征；有无严重生命体征紊乱、去大脑强直、高热、消化道出血等脑干损伤的体征。

3.心理、社会评估

了解患者及家属的心理反应，因担心脑损伤给今后生活带来影响或留下后遗症等，可表现出焦虑、恐惧或忧虑等心理反应；还应了解家庭支持能力、程度及可利用的社会资源等。

（六）护理措施

1.保持呼吸道通畅

意识清醒者安置床头抬高 15°～30°卧位，以利于颅内静脉回流。昏迷或吞咽功能障碍者取侧卧位或侧俯卧位，及时清除呼吸道分泌物、呕吐物，呕吐时头转向一侧，以防呕吐物、分泌物误吸。深昏迷者应托起下颌或放置口咽通气道，以防舌后坠阻碍呼吸，必要时行气管插管或气管切开，使用呼吸机辅助呼吸。

2.营养支持

脑损伤后的应激反应可增强分解代谢，使血糖升高、乳酸堆积，后者可加重脑水肿，因此必须及时补充热量和蛋白质，以减轻机体消耗。早期可行肠外营养，对肠蠕动恢复、无消化道出血者可行肠内营养。昏迷患者可采取鼻胃管或鼻肠管喂养，成人每天补充总热量 8 400 kJ。

3.病情观察

（1）意识：意识障碍的程度可反映脑损伤的程度，其出血的早晚及有无继续加重是判断原发性和继发性脑损伤的重要依据。临床上常用 Glasgow 昏迷评分法（表 5-2），最高 15 分，表示意识清楚，8 分以下为昏迷，最低为 3 分。

表 5-2　Glasgow 昏迷评分法

睁眼反映	计分	语言反应	计分	运动反应	计分
自动睁眼	4	回答正确	5	遵医嘱活动	6
呼唤睁眼	3	回答错误	4	刺痛定位	5
刺痛睁眼	2	语无伦次	3	躲避刺痛	4
不能睁眼	1	只能发声	2	刺痛肢屈	3
		不能发声	1	刺痛肢伸	2
				不能活动	1

（2）生命体征：颅脑损伤后患者可出现持续的生命体征紊乱。

（3）瞳孔变化：根据瞳孔变化,提示病变损伤部位、程度。

（4）锥体束征：有定位意义。

（5）其他：观察有无脑脊液漏、呕吐、剧烈头痛或烦躁不安等颅内压增高的表现。

4.症状护理

躁动者应适当加以约束和保护,同时应积极查找原因,不可盲目使用镇静剂,以防掩盖病情,也不要做强制性约束,在患者由躁动转为安静或由安静变为躁动时,均提示病情变化。高热者给予降温护理,昏迷者按昏迷患者护理。

5.围术期护理

（1）观察病情：严密观察意识、生命体征、瞳孔、神经系统体征等变化。

（2）卧位：安置床头抬高 $15°\sim30°$ 卧位,以利于颅内静脉回流,减轻脑水肿。

（3）术前皮肤准备、交叉配血、麻醉药物及抗生素过敏试验、麻醉前用药等。

6.并发症的观察与护理

（1）昏迷患者并发症的护理。

压疮：保持皮肤清洁干燥,床单平整无皱褶,定时翻身,防止皮肤长时间受压,尤其应注意骶尾部、足跟、耳郭等骨隆突部位。

泌尿系统感染：导尿时应严格执行无菌操作,留置尿管期间应做好会阴部护理,若需长期导尿者,应行耻骨上膀胱造瘘术,以减少泌尿系统感染。

呼吸道感染：加强呼吸道护理,保持呼吸道通畅。

暴露性角膜炎：眼睑闭合不全者,角膜涂眼药膏保护,对无需随时观察瞳孔者,可用纱布遮盖上眼睑,必要时行眼睑缝合术。

失用综合征：每天进行 $2\sim3$ 次四肢关节的被动活动及肌肉按摩,以防止或减轻关节挛缩和肌肉萎缩,保持患者肢体于功能位,防止足下垂。

（2）蛛网膜下腔出血：因脑挫裂伤所致,患者可出现头痛、发热、颈项强直等表现。应遵医嘱给予解热镇痛药物进行对症处理。必要时可行腰椎穿刺放出脑脊液,减轻血性脑脊液的刺激,缓解临床症状。

（3）外伤性癫痫：任何部位的脑损伤均可能引起癫痫发作,尤以大脑皮层运动区受损后多见。遵医嘱给予苯妥英钠口服,以预防发作;发作时立即给予地西泮缓慢静脉注射,并注意观察患者呼吸,防止呼吸抑制。

（4）消化道出血：多因下丘脑或脑干损伤引起的应激性溃疡所致,大剂量糖皮质激素也是诱发出血的原因,遵医嘱给予药物对症治疗。

(七)健康指导

1.康复指导,加强营养

脑损伤后遗症语言、运动或智力障碍,协助患者制订康复计划,进行功能锻炼。颅骨缺损者应防止意外,导致颅内损伤。

2.控制外伤性癫痫

在症状完全控制后 1~2 年,逐步停药,不可突然中断服药。癫痫患者不可独居、独行、登高、游泳等,以防意外。

3.心理指导

对患者在恢复过程中出现的头痛、耳鸣、记忆力减退等,及时给予解释和宽慰,使其树立信心,帮助患者尽早生活自理。

第二节 颈动脉瘤

颈动脉瘤是指动脉血管直径超过正常动脉管径 150% 时的永久性局限扩张(颈动脉直径 3~7 mm)。

一、病因

颈动脉瘤病因复杂,目前以动脉粥样硬化和创伤居多,此外,还有少部分是由放射治疗、动脉壁中层囊性变、肌纤维发育不良、先天遗传性疾病、Marfan 综合征、白塞病以及大动脉炎引起的,总动脉动脉瘤尤其是分叉处动脉瘤最常见,其次是颈内动脉动脉瘤,而颈外动脉动脉瘤最少见。颈动脉瘤分为真性和假性动脉瘤,真性动脉瘤较常见,假性颈动脉瘤在临床上极其少见,多以个案或小宗病例的形式报道,依据典型的临床表现,该病的诊断一般并不困难。具体仍未明确,颈动脉壁弹力蛋白的水解、弹性减退是主要的原因,如动脉硬化、血管胶原病等;生物力学的持续压力如高血压是重要的危险因素,其他如感染、外伤、动脉炎、妊娠、梅毒、医源性损害也是可能的病因。

二、病理生理

正常的动脉由 3 层构成:血管内膜、血管中膜、血管外膜。血管内膜是血管壁的最内层,由与血液直接接触的内皮细胞构成。这些内皮细胞通过产生活性氧参与动脉瘤的形成。

根据发病机制,颈动脉瘤的病理生理表现为 3 类。

(一)真性动脉瘤

真性动脉瘤的扩张累及所有的 3 层血管壁(内膜、中膜、外膜),动脉粥样硬化是最常见的病因。由于脂质在动脉壁沉积,形成粥样硬化斑块及钙质沉积,使动脉壁失去弹性,外膜滋养血管受压,血管壁缺血。在血流压力冲击下,动脉壁变薄部分逐渐扩张膨大而形成动脉瘤,多数呈梭形,病变多累及动脉壁全周,长度不一。瘤壁厚薄不均,常可发生自行破裂而引起大出血。

(二)假性动脉瘤

假性动脉瘤主要由创伤引起。动脉壁破裂后,血流通过破裂处进入周围组织而形成搏动性血肿。瘤壁由动脉内膜或周围纤维组织构成,瘤内容物为凝血块及激化物,瘤体呈囊状,与动脉相通,瘤颈部较狭窄。

(三)夹层动脉瘤

夹层动脉瘤主要由先天性动脉中层囊性坏死或退行性变所致。颈动脉壁中层发生坏死病变,当内膜受损破裂时,在动脉压血流冲击下,动脉中层逐渐分离形成血肿、扩张,并向远处延伸,动脉腔变为真腔和假腔的双腔状,形成夹层动脉瘤。

血管外膜由间质胶原、成纤维细胞、神经纤维和血管滋养血管组成,它参与了动脉瘤的发病机制。从主动脉根部到分叉,血管的滋养血管密度越来越稀。几十年来一直存在一种推测,密度逐渐降低的外膜滋养血管和主动脉远端逐渐升高的动脉瘤形成率存在某种潜在联系。然而,主动脉外膜滋养血管的节段性差异与动脉瘤形成的证据仍然不明确。

三、临床表现

颈部无症状的搏动性肿块,颈动脉瘤严重扩张可压迫周围组织引起相应症状,如压迫食管出现吞咽困难,压迫气管造成呼吸困难,压迫周围神经而出现相应神经损伤症状,还可能因为附壁血栓脱落而出现 TIA 或脑梗死症状,甚至出现动脉瘤破裂而造成大出血。有些动脉瘤可伴有疼痛症状。发现颈部肿块,有明显的搏动及杂音,少数肿块因瘤腔内被分层的血栓堵塞,搏动减弱或消失。发生在颈总动脉、颈内动脉的动脉瘤可影响脑部供血,瘤体内血栓脱落可引起脑梗死,患者可出现不同程度的脑缺血症状,如头痛、头晕、失语、耳鸣、记忆力下降、半身不遂、运动失调、视物模糊等。瘤体增大压迫神经、喉、气管、食管，可出现脑神经瘫痪、Horner 征、吞咽困难、呼吸困难等。

四、辅助检查

（一）CT

能详细了解颈动脉瘤的大小、位置，与颅内、外及周围组织的关系，尤其是CTA 血管三维重建，更能清晰地显示瘤体与颈动脉的关系，可逼真地显示动脉瘤的形态、瘤颈的部位以及与周围结构的关系，为手术提供有价值的信息。

（二）磁共振

能显示瘤体大小、形态、部位及与颈动脉的关系，还可以从矢状面、冠状面和横切面 3 个方向显示肿瘤，利于区分颈动脉瘤和周围组织。

（三）数字减影动脉造影

数字减影动脉造影（DSA）可发现颈动脉瘤具体的大小、形态、位置、性质及腔内情况。

（四）彩色多普勒超声

彩色多普勒超声为无创检查，使用方便，费用较低，是颈动脉瘤的首选检查。可清楚显示瘤体的位置、大小及内部血流情况。同时可了解瘤体与周围血管的关系。

（五）腔内血管造影

腔内血管造影是诊断动脉瘤的"金标准"，不仅有上述检查的所有好处，还可了解颅内血管的代偿情况以及判断形成瘤体内血流的状况。

五、诊断

一般有搏动性包块，辅助检查显示动脉直径超过正常颈动脉直径的 150%时，可确诊。但动脉造影仍是诊断颈动脉瘤的"金标准"。

肿块位于颈侧部，有明显搏动及收缩期杂音，压迫肿块近心端动脉时，搏动减弱或消失，即可作出诊断。但遇肿块搏动及杂音不明显者，诊断较困难。DSA检查对确定诊断具有重要意义。由于动脉瘤形成的原因不同，DSA 显影也略有不同。先天性动脉瘤，瘤体一般较小，自绿豆到黄豆大小，呈囊状，有蒂与动脉干连接；动脉硬化形成的动脉瘤可见到瘤动脉纤细弯曲，动脉腔变窄或粗细不均，瘤体呈梭形；外伤性动脉瘤为囊性或多房性构成。近年来应用磁共振血管显影

(MRA)诊断动脉瘤的价值日益受到重视。MRA 是一种无创性检查方法,患者可免于动脉或静脉穿刺之苦,MRA 诊断动脉瘤较 DSA 更具优势。

颈动脉瘤与颈动脉体瘤的鉴别,前者为膨胀性搏动,常伴杂音,压迫颈动脉近心端,肿块明显缩小,搏动及杂音减弱或消失。而后者为传导性搏动,DSA 显示颈动脉分叉增宽,并可见肿块将颈动脉分叉推向前。

六、鉴别诊断

应注意与颈动脉体瘤鉴别,由于后者紧邻颈动脉,也可表现为无痛性的搏动性包块,此包块上下固定而内外可动,此外还需与增大的淋巴结、淋巴管瘤、颈部各种肿瘤、扁桃体周脓肿等鉴别。

七、治疗

未经治疗的颈动脉瘤发生脑梗死的风险高于 50%,确诊病例推荐手术治疗。

(一)外科手术

术前尽可能选择行两侧颈动脉及全脑血管造影,了解 Willis 环情况,指导患者做 Matas 试验,促使颅内血管建立侧支循环,为术中阻断颈动脉做准备。术中尽可能采取控制性低温(32 ℃),可降低脑耗氧量,延长颈动脉血流阻断时间,减少术后脑组织缺氧性损害。在游离颈动脉时应避免过度牵拉,尽可能减少栓子脱落的机会和对颈动脉窦的刺激。提高手术技巧,尽量缩短阻断颈动脉血流时间,术中阻断颈总动脉时应测颈动脉残端压(CBP),如 CBP 达到 6.7 kPa (50 mmHg)以上,说明 Willis 环提供的侧支循环完全能够代偿颈动脉阻断后的脑血流,CBP<6.7 kPa(50 mmHg)时,颈动脉转流管在手术中有良好的保护作用;阻断颈动脉前,应行肝素化治疗以预防脑动脉继发血栓形成。术中切开颈动脉瘤后,将瘤内血栓及硬化斑块组织清除干净。吻合血管时用肝素盐水不断冲洗吻合口,以防发生凝血。颈动脉重建在移植材料的选择方面,大隐静脉为首选材料,因其为自体血管组织,相容性好,不发生组织排异,抗感染力强,易存活;且管径适中,分支较少,切取方便,且管壁有一定厚度,可耐受动脉血流的长期冲击,不易逐渐发生膨胀扩张或形成动脉瘤。股浅动脉也为自体血管,抗感染力最强,具有一定机械强度,口径合适,是颈动脉重建的可靠材料,其缺点是附加 1 次血管吻合手术,增加手术的复杂性,并且有下肢缺血危险,不作为常规使用。人造血管选材方便,无长度、口径等限制,但存在以下不足:异物排斥反应,易感染,费用昂贵,也不作为常规使用。

手术治疗的原则是在维持脑组织足够血供的情况下，切除或孤立动脉瘤。颈动脉瘤切除并血管重建术是治疗颈动脉瘤的理想手术方式。但由于颈动脉特殊的解剖位置，对其瘤体的处理及颈动脉重建也有异于其他部位的动脉瘤。颈动脉瘤手术的主要危险是阻断颈总动脉或颈内动脉时间过长引起脑循环障碍，发生偏瘫或死亡。术前评估动脉瘤近、远侧累及的范围，动脉瘤大小，病因，以及来自对侧颈动脉和后循环的侧支循环状态。综合评估优化手术方案，对外科手术难以处理的病例应考虑后续的血管腔内介入治疗。

1.直接的动脉结扎术

20世纪50年代之前是颈动脉瘤的普遍治疗方式，存在较高的脑梗死发生率，一般限用于某些感染性动脉瘤或解剖因素所致远侧无法控制的病例。目前此术式基本弃用，此类患者可考虑血管腔内介入治疗。

2.颈动脉瘤切除、颈动脉血运重建手术

重建颈动脉循环可采用自体静脉，应用较多的是近段自体大隐静脉。如无适用的自体静脉，可选用人工血管。

3.颈动脉瘤缩缝成形或补片成形术

在处理较大的动脉瘤时，完整游离和切除瘤体可能导致较高的脑神经损伤发生率。建议行部分瘤体切除并补片成形术，减少迷走神经、喉返神经和舌咽神经损伤，同时保留了颈外动脉。

(二)血管腔内介入治疗

近年来也应用于颈动脉瘤的治疗，该技术可避免脑神经损伤，处理外科难以处理的病变，如一些进展到颅底的动脉瘤或者放疗导致的动脉瘤，罕见情况下的颈动脉内膜切除术后短期补片破裂或缝线断裂导致的假性动脉瘤，腔内治疗为佳，可以避免局部解剖时的炎症和粘连。颈动脉覆膜支架是高性能医用金属或高分子材料制作而成的，是在人体内长期留置的假体，其主要作用是对管腔进行有利的支撑和隔绝支架内外的血流，起到血液通道重建和扩张的作用，进而缓解颈动脉管腔过度膨胀导致的动脉破裂。随着颈动脉支架植入术在临床中的广泛应用，其带来的相关并发症和护理研究也随之增多。

根据瘤体大小及部位采取不同的手术方式。①较小囊性动脉瘤：游离瘤体，于颈部放置钳子，切除瘤体，缝合。梭形动脉瘤，可切除动脉瘤及病变动脉后，做动脉端端吻合，必要时用人工血管或同种动脉替换切除的动脉。②夹层动脉瘤：切除病变动脉，用人造血管重建血流通道。对于高龄，严重心血管疾病无法耐受手术者，可行介入治疗。颈动脉瘤切除和颈动脉重建手术难度大、危险性较高，尤其是在瘤体巨大、瘤体部位解剖结构复杂、位置深在的情况下,或者患者一般情况较差,病情严重,不宜耐受开放手术等情况。血管腔内治疗相对外科开放手术具有创伤小、操作简单、术后恢复时间短、无疼痛等优点,脑保护装置的问世,也使腔内治疗有了安全保障。血管腔内治疗是利用覆膜支架覆盖颈动脉瘤瘤颈的远近端,将动脉瘤隔离并重建动脉管腔,恢复病变区域的血流动力学,使瘤腔内的压力降低,随着时间延长,动脉瘤腔内血栓形成,动脉瘤自行闭塞。

(三)并发症

1.动脉瘤破裂

动脉瘤破裂是因血压波动、术中机械刺激、术后抗凝治疗凝血机制改变引起的。瘤体的破裂与死亡率随着年龄的增长而上升。患者可突然出现精神紧张、痛苦表情、躁动、剧烈头痛、不同程度的意识障碍、小便失禁。

2.脑梗死

严重者可因脑动脉闭塞、脑组织缺血而死亡。

3.脑血管痉挛

若患者出现一过性神经功能障碍,如头痛、血压下降、短暂的意识障碍及肢体瘫痪,可能是脑血管痉挛所致。

4.颈动脉窦反应

由于行球囊扩张或支架植入后对颈动脉窦压力感受器刺激引起血压下降,心动过缓,重者可导致心搏骤停。护理人员应严密监测血压、脉搏,尤其在支架通过颈总动脉分叉处和高度狭窄的血管预扩张时,及时发现异常。

八、护理评估

(一)术前评估

1.健康史

了解患者的发病情况,病程长短。是否患有其他部位的动脉瘤、甲状腺其他方面的肿瘤。有无颈部手术史,近期有无感染、劳累、创伤或精神刺激等因素;有无颈动脉瘤家族史。有无吸烟和长期卧床病史。患者有无心血管、呼吸、泌尿系统的疾病和隐性糖尿病以及以往治疗方法和结果,判断对麻醉和手术的耐受性。

2.身体状况

(1)全身和局部:注意有无脑缺血症状及程度,如上肢麻木,说话不清楚等。局部肿物大小、形状、质地,有无触痛、震颤、血管杂音等。局部疼痛程度,有无脑缺血症状,如头痛、头晕、失语、耳鸣、记忆力下降、半身不遂、运动失调、视物模糊等。

（2）辅助检查：了解患者血小板、血凝情况，血管超声、磁共振或 CTA 的结果。

（3）颈动脉造影的护理：经股动脉行双侧颈总、颈内动脉造影，为临床更好地了解瘤体与颈动脉的关系及压迫后侧支循环建立情况提供客观指标。选用非离子型造影剂碘海醇，对心、脑血管的刺激性相对较小。造影后按照护理计划平卧 24 小时，下肢制动平伸 6 小时，腹股沟穿刺区沙袋加压 6 小时，术后应用抗生素 3 天。

3.心理、社会状况

了解患者有无情绪不稳、身体异常表现等导致的人际关系恶化；有无疾病造成的自我形象紊乱；是否害怕手术而产生的焦虑和恐惧心理。了解患者及家属对颈动脉瘤的认识和手术的认识程度，家庭经济情况和承受能力，患者所在单位和社区的医疗保健服务情况。

（二）术后评估

1.术中情况

了解麻醉方式与效果、手术种类及病灶处理情况、术中出血与补液、输血情况。

2.术后情况

评估患者呼吸道是否通畅、生命体征是否平稳、神志是否清醒、切口敷料是否干燥及引流情况，患者的心理反应等；了解患者是否出现常见的并发症，如术区渗血、血肿、脑梗死、精神异常、半身不遂、口眼歪斜等。患者术后生命体征的变化及伤口疼痛的程度。评估患者的自理能力，以便采用不同的护理系统满足其治疗性护理的需要。术后患者对体位安置及肢体活动的目的和方法的认知程度，以及配合态度。患者是否了解抗凝治疗的临床意义和具体方法。术后有无并发症的发生和手术失败的迹象。

九、护理问题

（1）疼痛：与肿瘤巨大，压迫周围神经引起颈部或耳部疼痛有关。

（2）窒息、脑神经损伤等。

（3）知识缺乏。

（4）焦虑。

（5）脑血管痉挛。

(6)颅内出血可能:与动脉瘤夹滑脱有关。

(7)感染的可能:与放置各种管道有关。

(8)电解质紊乱:与脱水、禁食有关。

(9)癫痫的可能:与出血灶、手术瘢痕有关。

(10)便秘:与脱水、禁食、卧床有关。

十、护理目标

(1)患者疼痛缓解。

(2)患者并发症得到及时发现和处理。

(3)患者手术顺利。

(4)患者满意出院。

十一、护理措施

(一)术前护理

(1)健康教育,戒烟戒酒,避免劳累和紧张,进行心理护理。

支架植入体内属于异物,加之危险性,患者常有恐惧、焦虑的心理状态,术前注意观察患者的表现,向患者介绍手术目的和意义、简单的手术程序和配合要点。必要时可向其介绍目前病房中已成功手术的病例,使其对手术有所了解,增强信心、减少顾虑。研究证明,与常规护理的对照组相比,开展心理护理的实验组可减轻患者手术前后的焦虑症状。

(2)监测血压,遵医嘱口服降压药物,并注意血压变化。

(3)特殊准备:因术中可能阻断患侧颈动脉,为促进患者颅内侧支循环建立,提高手术时大脑对缺血的耐受性和安全性,术前进行颈动脉压迫训练(Matas 试验),即用手指压迫患侧颈动脉,阻断颈动脉血流。开始时每次压迫 5 分钟,每天 1～2 次。在患者不出现头晕、头痛及恶心等状况下,逐渐增加压迫时间至每次 13～30 分钟。

(4)术前准备:护理人员应了解手术的关键步骤,术中、术后可能的并发症及发生机制。明确分工,做好急救物品及药物的准备工作。术前 3～5 天口服抗血小板药,术前 1 天穿刺区域备皮,术前 4～6 小时禁食,监测脉搏、呼吸及血压,必要时遵医嘱给予地西泮 10 mg 肌内注射。

(二)术中护理

术中除了必要的药品和材料准备外,很重要的是对患者的严密监护,随时观察患者的意识、语言、运动和感觉功能,密切监测心率、呼吸、血压、血氧饱和度的变化并作详细记录。另外,对术中的并发症要做相应的护理预防及处理措施。

1.脑血管痉挛

脑血管痉挛是由于导管、导丝、造影剂及脑保护装置刺激血管内膜所致,表现为打呵欠、一过性意识丧失、嗜睡、烦躁多语、偏瘫。血管痉挛程度越强,临床症状越明显。护理人员应密切观察患者头痛程度、意识状况、肢体活动情况,以避免因脑缺血、缺氧时间过长而导致脑神经不可逆性损害,必要时可遵医嘱静脉缓慢滴入罂粟碱 60~180 mg/d 或尼莫地平 50 mg,静脉泵入(3 mL/h),持续静脉滴注,防止血管痉挛。

2.脑梗死

缺血性脑卒中发生时间为术中到术后 3 小时,表现为言语障碍、对侧肢体神经功能缺损。术中在长鞘植入、导丝通过、球囊预扩及后扩、支架释放等关键步骤时,可能出现撕裂血管内膜和斑块,使栓子脱落而发生脑梗死,严重时患者出现瘫痪、昏迷、血压下降等症状,护理人员应密切观察病情,注意意识、瞳孔、面色、肢体活动变化,备好尿激酶等溶栓抗凝药物。经常询问患者有何不适,如出现言语障碍、肢体活动异常,及时通知医师进行处理。发生在术后的患者先行头颅 CT 检查除外脑出血,再行远端血管造影后,常规肝素及阿司匹林治疗。

(三)术后护理

(1)体位与活动:术后去枕平卧或去枕半卧位,血管移植后患者头部偏向健侧,以免移植血管扭曲。

(2)饮食:术后 6 小时应当进水,观察有无饮水呛咳和吞咽困难,之后逐渐给予流质饮食及软食。

(3)病情观察:密切观察患者呼吸、脉搏、血压、心率等生命体征。

(4)伤口与引流的护理:注意伤口有无渗血,甚至血肿形成。有引流管者应保持引流通畅,观察引流液颜色、性质和量。

(5)严密观察病情变化,防止出血发生:①绝对卧床休息;②密切观察患者意识、瞳孔、生命体征变化,特别是血压的变化,血压升高时应遵医嘱给予降压药并观察用药后的效果;③保持病室安静,保证患者睡眠,避免不必要的刺激;④保持大便通畅,便秘时可使用缓泻剂和润滑剂;⑤密切观察癫痫发作情况,及时采取措施控制并预防癫痫的发作;⑥多与患者交流,消除患者焦虑、恐惧的不良情绪,保持情绪平静,必要时遵医嘱给予镇静药;⑦预防感冒,咳嗽严重时可遵医嘱给予止咳药。

(6)预防和控制感染:①严密观察神志及生命体征变化。②观察伤口敷料有无渗血渗液情况,保持伤口敷料干燥。③及时记录引流的量及性质,保持引流通畅,引流管不可扭曲、受压及折叠。④定期更换引流袋,进行无菌操作,避免逆行感染。⑤保持病室内温、湿度适宜。⑥保持病室内空气新鲜,每天定时通风,注意保暖。

(7)注意头痛情况,及时发现癫痫先兆,防止癫痫的发生:①密切观察癫痫症状发作的先兆、持续时间、类型,遵医嘱给予抗癫痫药。②注意头痛的性质及持续时间。③给予氧气吸入。④躁动时行保护性约束。

(8)卧床患者会发生肠蠕动减慢而引起便秘的发生,护理中应注意:①给予患者腹部按摩,从脐周顺时针按摩,以增加肠蠕动。②病情允许情况下鼓励患者增加活动量,解释运动与肠道活动的关系。③鼓励患者尽可能多饮水。④进行饮食指导,多吃粗纤维食物、水果及蔬菜。⑤必要时遵医嘱使用缓泻剂。

(9)遵医嘱使用扩血管药物,防止深静脉血栓等并发症的发生,术后注意肢体活动情况穿弹力袜,有肢体活动障碍者专人守护,防止意外发生。

(10)密切观察患者意识变化,及时检测血生化,准确记录 24 小时出入量,防止电解质紊乱发生。

脑水肿:预防性使用脱水、营养保护大脑药,如甘露醇 250 mL 静脉滴注;胞磷胆碱 50 mg、细胞色素 C 30 mg、ATP 40 mg 等。

压疮:定时进行骨隆突处按摩,勤翻身。

声嘶、进食呛咳:练习吞咽及发声动作,先少量饮水,3～4 天进流食、10 天后半流食。

霍纳综合征:由于手术对交感神经的刺激,部分患者术后出现患侧上睑下垂、瞳孔缩小、半侧颜面无汗等症状,护士要了解其临床表现,勤观察、早发现。

十二、护理评价

(1)血压稳定,脑供血充足。

(2)术后能否咳嗽及时清除呼吸道分泌物,保持呼吸道通畅。

(3)局部疼痛和搏动性肿物得到恢复。

(4)未发生并发症,防治措施恰当及时,术后恢复顺利。

十三、健康指导

(1)定期随访:出院后应注意定期复查随访。

(2)指导服药:存在神经损伤的患者,指导服用神经营养药。术中血管重建的患者,指导口服阿司匹林等抗血小板药。

(3)保持平静心理,避免情绪激动。

(4)低脂、低热量、易消化饮食,宣传戒烟的重要性,鼓励彻底戒烟,适当休息,合理运动。

(5)起床时动作宜慢,先做起10分钟后再起床,忌突然转头。

(6)进行长期、严格、系统的抗凝治疗,不要间断,定期复查,注意观察有无出血倾向。

第三节 甲状腺疾病

一、甲状腺功能亢进

甲状腺功能亢进简称甲亢,是各种原因引起循环血中甲状腺素异常增多,出现以全身代谢亢进为主要特征的疾病,是一种自身免疫性疾病。

(一)病因

甲亢的病因迄今未明。近年来认为原发性甲亢是一种自身免疫性疾病,其淋巴细胞产生的两类G类免疫球蛋白,即长效甲状腺激素(LATS)和甲状腺刺激免疫球蛋白(TSI)能抑制垂体前叶分泌促甲状腺素(TSH),并与甲状腺滤泡壁细胞膜上的TSH受体结合,导致甲状腺素的大量分泌。

(二)临床表现

轻重不一,典型表现有甲状腺激素分泌过多综合征、甲状腺肿及眼征三大主要症状。

1.甲状腺激素分泌过多综合征

由于甲状腺激素分泌过多和交感神经兴奋,患者可出现高代谢症候群和各系统功能受累,主要表现为性情急躁、易激惹、失眠、双手颤动、怕热、多汗、皮肤潮湿、无力、易疲劳等;食欲亢进却体重减轻、肠蠕动亢进和腹泻;心悸、脉快有力(脉搏常在100次/分以上,休息和睡眠时仍快)和脉压增大;月经失调和阳痿,极个别患者伴有局限性胫前黏液性水肿。

2.甲状腺肿

呈弥漫性、对称性甲状腺肿大,多无局部压迫症状。由于腺体内血管扩张,血流加速,扣诊可触及震颤感和闻及血管杂音。

3.眼征

突眼为眼征中重要且较特异的体征之一。典型者双侧眼球突出、眼裂增宽。严重者上下眼睑难以闭合、瞬目减少;眼向下看时上眼睑不随眼球下闭;上视时,前额皮肤不能皱起;两眼内聚能力差;甚至伴眼睑肿胀肥厚、结膜充血水肿等。

(三)辅助检查

辅助检查包括基础代谢率、甲状腺摄^{131}I率测定、血清 T_3、T_4含量、同位素扫描、B超等检查结果。

(四)治疗

抗甲状腺药物治疗、放射性碘治疗和手术治疗。

甲状腺大部切除术仍是目前治疗中度以上甲亢的一种常用而有效的方法,能使 90％～95％的患者获得痊愈,手术死亡率低于 1％,主要缺点是有一定的并发症,4％～5％的患者术后甲亢复发。

1.手术适应证

(1)继发性甲亢或高功能腺瘤。

(2)中度以上的原发性甲亢。

(3)腺体较大,伴有压迫症状,或胸骨后甲状腺肿等类型的甲亢。

(4)抗甲状腺药物或^{131}I治疗后复发或坚持长期用药有困难者。鉴于甲亢对妊娠可造成不良影响(流产和早产等),而妊娠又可能加重甲亢,因此,妊娠早、中期的甲亢患者凡具有上述指征者,仍应考虑手术治疗。

2.手术禁忌证

(1)青少年患者。

(2)症状较轻者。

(3)老年患者或有严重器质性疾病不能耐受手术治疗者。

(五)护理评估

1.术前评估

(1)健康史:患者是否曾患有结节性甲状腺肿或伴有其他自身免疫性疾病;有无甲状腺疾病的用药或手术史;近期有无感染、劳累、精神刺激或创伤等应激因素。

(2)身体状况分为局部身体状况和全身身体状况两方面。

局部:①肿块与吞咽运动的关系;②肿块的大小、形状、质地和活动度;③肿块的生长速度;④颈部有无肿大淋巴结。

全身:有无①压迫症状,如声音嘶哑、呼吸困难、吞咽困难等;②骨和肺转移征象;③腹泻、心悸、脸面潮红和血清钙降低等症状;④其他内分泌腺体的增生。

(3)心理状态与认知程度的评估。

心理状态:患者常在无意中发现颈部肿块,病史短且突然,因而担忧肿块的性质和预后,表现为焦虑不安;故需了解和评估患者患病后的情绪和心理变化。

认知程度:①对甲状腺疾病的认知态度;②对手术的接受程度;③对术后康复知识的了解程度。

2.术后评估

(1)术中情况:了解麻醉方式、手术方式及病灶处理情况、术中出血与补液情况。

(2)术后情况:评估患者呼吸道是否通畅、生命体征是否平稳、神志是否清楚和切口、引流情况等。了解患者是否出现术后并发症,如呼吸困难和窒息、喉返神经损伤、喉上神经损伤、手足抽搐和甲状腺危象等。

(六)护理措施

1.术前护理

充分而完善的术前准备和护理是保证手术顺利进行和预防术后并发症的关键。

(1)休息和心理护理:多与患者交谈,消除其顾虑和恐惧;对精神过度紧张或失眠者,适当应用镇静剂或安眠药物,使其处于接受手术的最佳身心状态。

(2)配合术前检查:除常规检查外,还包括颈部超声、心电图检查、喉镜检查、测定基础代谢率。

(3)用药护理:术前通过药物降低基础代谢率是甲亢患者术前准备的重要环节。术前应用的药物如下。

单用碘剂:常用的碘剂是复方碘化钾溶液,每天 3 次口服,第 1 天每次 3 滴,第 2 天每次 4 滴,依此逐日递增至每次 16 滴止,然后维持此剂量。2～3 周后待甲亢症状得到基本控制(患者情绪稳定,睡眠好转,体重增加,脉率<90 次/分以下,脉压恢复正常,基础代谢率+20%以下),便可进行手术。碘剂的作用在于抑制蛋白水解酶,减少甲状腺球蛋白的分解,逐渐抑制甲状腺素的释放,有助于避免术后甲状腺危象的发生。但因碘剂只能抑制甲状腺素的释放,而不能抑制甲状腺素的合成,一旦停服,贮存于甲状腺滤泡内的甲状腺球蛋白大量分解,使甲亢症状重新出现,甚至加重。因此,凡不准备手术治疗的甲亢患者均不宜服用

碘剂。

硫脲类药物加用碘剂:先用硫脲类药物,待甲亢症状基本控制后停药,再单独服用碘剂1～2周后再行手术。因硫脲类药物能使甲状腺肿大充血,手术时极易发生出血,增加手术风险;而碘剂能减少甲状腺的血流量,减少腺体充血,使腺体缩小变硬,因此服用硫脲类药物后必须服用碘剂。

碘剂加用硫脲类药物后再单用碘剂:少数患者服碘剂2周后症状改善不明显,可加服硫脲类药物,待甲亢症状基本控制,停用硫脲类药物后再继续单独服用碘剂1～2周后手术。在此期间应严密观察用药的效果与不良反应。

普萘洛尔单用或合用碘剂:对于不能耐受碘剂或合并应用硫脲类药物,或对此两类药物无反应的患者,主张与碘剂合用或单用普萘洛尔作术前准备,每6小时服药1次,每次20～60 mg,一般服用4～7天后脉率即降至正常水平。由于普萘洛尔半衰期不到8小时,故最末一次服用须在术前1～2小时,术后继续口服4～7天,术前不用阿托品,以免引起心动过速。

(4)饮食护理:给予高热量、高蛋白质和富含维生素的均衡饮食,加强营养支持,纠正负氮平衡;给予足够的液体摄入以补充出汗等所丢失的水分。但有心脏疾病患者应避免大量摄水,以防水肿和心力衰竭。禁用对中枢神经有兴奋作用的浓茶、咖啡等刺激性饮料,戒烟、酒。勿进食增加肠蠕动及易导致腹泻的富含纤维的食物。

(5)突眼护理:突眼者注意保护眼睛,经常滴眼药水,外出戴墨镜或使用眼罩以避免强光、风沙及灰尘的刺激。睡前用抗生素眼膏涂眼,并覆盖油纱或使用眼罩,以免角膜过度暴露后干燥受损,发生溃疡。

(6)其他措施:术前教会患者头低肩高体位练习,指导患者深呼吸,学会有效咳嗽的方法,患者接往手术室后备麻醉床、引流装置、无菌手套、拆线包及气管切开包等。

2.术后护理

(1)体位和引流:平卧位,血压平稳后半卧位,以利于呼吸和引流,引流管24～48小时拔出。

(2)病情观察:密切观察生命指征;观察伤口渗血情况;了解患者的发音和吞咽情况;判断有无呼吸困难、声音嘶哑、音调降低、误咽、呛咳等。

(3)保持呼吸道通畅,预防肺部并发症。

(4)饮食:术后6小时后可进少量温或凉流质,禁忌过热饮食,以免诱发手术部位血管扩张。

（5）并发症的观察和处理：密切监测生命体征、发音和吞咽状况，及早发现术后并发症，并及时通知医师、配合抢救。

（七）健康指导

1.自我护理指导

指导患者保持精神愉快和心境平和，劳逸结合，适当休息和活动。

2.用药指导

说明甲亢术后继续服药的重要性并督促执行。

3.复诊指导

患者出院后定期至门诊复查，以了解甲状腺功能，若出现心悸、手足震颤、抽搐等症状时及时就诊。

二、甲状腺腺瘤

甲状腺腺瘤系最常见的甲状腺良性肿瘤。病理分为滤泡状腺瘤和乳头状囊性腺瘤，临床以前者多见。

（一）临床表现

本病以40岁以下女性多见，且多数患者无不适症状。颈部出现圆形或椭圆形结节，多为单发，表面光滑，稍硬，无压痛，边界清楚，随吞咽上下活动，腺瘤生长缓慢。若乳头状囊性腺瘤因囊壁血管破裂而发生囊内出血时，肿瘤可在短时间内迅速增大，局部出现胀痛。

（二）治疗

因甲状腺腺瘤可诱发甲亢（20%）和恶变（10%），故应早期行腺瘤患侧甲状腺大部分或部分切除；且切除标本须即刻行病理学检查，若为恶性病变需按甲状腺癌治疗。

（三）护理评估

见甲状腺亢进护理评估。

（四）护理措施

见甲状腺亢进护理措施。

（五）健康指导

见甲状腺亢进健康指导。

三、甲状腺癌

甲状腺癌是头颈部较常见的恶性肿瘤，约占全身恶性肿瘤的1%，女性发病率高于男性。除髓样癌外,多数甲状腺癌起源于滤泡上皮细胞。

(一)病因

甲状腺癌的病因目前尚不清楚,主要与放射线损伤、缺碘与高碘、内分泌紊乱、遗传因素等关系密切。

(二)临床表现

1.乳头状癌及滤泡状癌

初期多无明显症状。随着病情进展肿块逐渐增大、质硬、表面高低不平、吞咽时肿块移动度减小。乳头状癌约占成人甲状腺癌的 70% 和儿童甲状腺癌的全部,低度恶性;滤泡状癌约占甲状腺癌的 15%,多见于 50 岁左右的女性,中度恶性。

2.未分化癌

未分化癌占 5%~10%,多见于 70 岁左右的老年人,可侵犯周围组织,高度恶性,预后较差。

3.髓样癌

髓样癌仅占 7%,常有家族史。并可出现腹泻、心悸、颜面潮红、血钙降低,伴有其他内分泌腺体的增生。

(三)治疗

甲状腺本身切除及颈部淋巴结清扫,根据患者情况再辅助内分泌治疗及放射性核素治疗和放射外照射治疗。

(四)护理评估

见甲状腺亢进护理评估。

(五)护理措施

1.术前护理

充分而完善的术前准备和护理是保证手术顺利进行和预防术后并发症的关键。

(1)休息和心理护理:多与患者交谈,消除其顾虑和恐惧;对精神过度紧张或失眠者,适当应用镇静剂或安眠药物,使其处于接受手术的最佳身心状态。

(2)术前准备:配合医师完成术前检查和准备,教会患者头低肩高体位练习,必要时,剃除耳后毛发,以便行颈淋巴结清扫术,术前晚保证患者睡眠。

2.术后护理

见甲状腺亢进术后护理。

(六)健康指导

1.心理调适

甲状腺癌患者术后存在不同程度的心理问题,指导患者调整心态,正确面对现实,积极配合治疗。

2.功能锻炼

为促进颈部功能恢复,术后患者在切口愈合后可逐渐进行颈部活动,直至出院后 3 个月。颈淋巴结清扫术者,因斜方肌不同程度受损,功能锻炼尤为重要;故在切口愈合后即应开始肩关节和颈部的功能锻炼,并随时保持患侧上肢高于健侧的体位,以防肩下垂。

3.后续用药

指导甲状腺全切除者应遵医嘱坚持服用甲状腺素制剂,维持体内激素水平及预防肿瘤复发;术后放射治疗应遵医嘱按时进行。

4.定期复诊

随访教会患者颈部自行体检的方法;定期复诊,检查颈部、肺部和甲状腺功能等。若发现结节、肿块或异常应及时就诊。

第四节　二尖瓣狭窄

二尖瓣狭窄是指二尖瓣瓣膜受损、瓣膜功能和结构异常所致的瓣口狭窄。发病率女性高于男性,在儿童和青年期发作风湿热后,往往在 20～30 岁以后才出现临床症状。

一、病因

本病主要由风湿热所致,目前以老年退化病变及先天性疾病为主。风湿热反复发作并侵及二尖瓣后,在瓣膜交界处黏着融合,造成瓣口狭窄,瓣叶增厚、挛缩、变硬和钙化等都进一步加重瓣口狭窄,并限制瓣叶活动。

二、临床表现

(一)症状

因肺淤血和肺水肿而出现劳力性呼吸困难、咳嗽、咯血、端坐呼吸和夜间阵发性呼吸困难,还可出现心悸、头晕、乏力等心排量不足的表现。

(二)体征

(1)视诊:二尖瓣面容,面颊和口唇轻度发绀,右心衰竭者可见颈静脉怒张、肝大、腹水和双下肢水肿。

(2)触诊:多数患者在心尖部能扪及舒张期震颤,右心室肥大者,心前区可扪及收缩期抬举样搏动。

(3)听诊:心尖部第一心音亢进,舒张中期隆隆样杂音,在胸骨左缘第 3/4 肋间可闻及二尖瓣开放拍击音,肺动脉高压和右心室衰竭者第二心音亢进、轻度分裂。

三、护理评估

评估患者的身体状况。患者心电图呈现电轴右偏、P 波增宽、呈双峰或电压增高,右束支传导阻滞或右心室肥大。病程长者常有心房颤动。X 线片常见心房扩大。食管超声检查对检出左心房血栓的意义极大。

四、治疗

(一)非手术治疗

非手术治疗适用于无症状或心功能 I 级的患者。注意休息,避免剧烈运动,控制钠盐摄入,并积极预防感染,定期(6~12 个月)复查,呼吸困难者口服利尿剂,避免和控制诱发急性肺水肿的因素,如急性感染、贫血等。

(二)手术治疗

1.适应证

心功能 II 级以上且瓣膜病变明显者,需择期手术。心功能 IV 级、急性肺水肿、大咯血、风湿热活动和感染性心内膜炎等情况,原则上应积极内科治疗,病情改善后应尽早手术,如内科治疗无效,则应急诊手术,挽救生命。已出现心房颤动的患者,心功能进行性减退,易发生血栓栓塞,应尽早手术。

2.手术方法

经皮穿刺球囊导管二尖瓣交界扩张分离术适用于单纯隔膜型和隔膜增厚型二尖瓣狭窄,瓣叶活动好、无钙化、无房颤以及左心房内无血栓者。

3.直视手术

在体外循环直视下行二尖瓣交界切开及瓣膜形成术。漏斗型者瓣膜重度纤维化、硬化、挛缩或钙化,病变严重、已无法形成修复,则需切除瓣膜,行二尖瓣置换术。临床上使用的人工瓣膜有机械瓣膜、生物瓣膜两大类。

五、护理措施

(一)术前护理

1.限制患者活动量

促进休息,避免情绪激动。

2.改善循环功能,纠正心力衰竭

注意观察心率和血压情况;吸氧,改善缺氧情况;限制液体摄入;遵医嘱应用强心、利尿、补钾药物。

3.加强营养

指导患者进食高热量、高蛋白及丰富维生素食物,以增强机体对手术耐受力,限制钠盐摄入。低蛋白血症和贫血者,给予清蛋白、新鲜血输入。

4.预防感染

指导患者戒烟;冬季注意保暖,预防呼吸道和肺部感染;保持口腔和皮肤卫生,避免黏膜和皮肤损伤;积极治疗感染灶,预防术后感染性心内膜炎的发生。

5.心理护理

许多患者因缺乏疾病和手术相关知识,对疾病和手术产生不确定感、恐惧,导致失眠,甚至诱发高血压、心律失常等,护士要从语言、态度、行为上与患者建立信任关系,鼓励患者说出自己的感受和问题,介绍疾病和手术相关知识,使患者积极配合治疗和护理。

(二)术后护理

1.加强呼吸道管理

(1)对留有气管插管的患者,及时吸痰和湿化气道。

(2)气管插管拔除后定期协助患者翻身、拍背,指导其咳嗽咳痰,保持气道通畅。

2.改善心功能和维持有效循环血容量

(1)加强病情观察:密切监测生命体征,如血压、心率;观察尿量、外周血管充盈情况和中心静脉压等变化;监测心电图变化,警惕出现心律失常。

(2)补充血容量:记录每小时尿量和 24 小时液体出入量;排除肾功能因素影响,若尿量 $<1 \ mL/(kg \cdot h)$,提示循环血容量不足,及时补液,必要时输血,但术后 24 小时出入量应基本呈负平衡,血红蛋白一般维持在 $100 \ g/L$ 左右。

(3)遵医嘱应用强心、利尿、补钾药物:对服用洋地黄的患者,注意观察,若发现心率慢、胃肠道不适、黄绿视等，立即通知医师。

（4）控制输液速度和输入量：使用血管活性药时应用输液泵或注射泵控制输液速度和输液量。

3.抗凝治疗

机械瓣置换术后的患者，必须终身不间断抗凝治疗；置换生物瓣的患者需抗凝 3～6 个月。行瓣膜置换术的患者，术后 24～48 小时即给予华法林抗凝治疗，抗凝治疗效果以凝血酶原时间活动度国际标准比值（INR）保持在 2.0～2.5 之间为宜。定期抽血查看 INR，调整华法林的剂量。

4.并发症的观察、预防和处理

（1）出血：①间断挤压引流管，观察并记录引流液的形状及量。若引流量持续 2 小时超过 4 mL/（kg·h）或有较多血凝块，伴血压下降、脉搏增快、躁动、出冷汗等低血容量表现，考虑有活动性出血，及时报告医师，并积极准备再次开胸止血；②在服用华法林抗凝药物期间，应密切观察患者有无牙龈出血、鼻出血、血尿等出血征象，重者可出现脑出血，出现异常及时通知医师处理。

（2）动脉栓塞：抗凝不足的表现。警惕患者有无突发晕厥、偏瘫或下肢厥冷、疼痛、皮肤苍白等血栓形成或肢体栓塞的现象，出现异常。

六、健康指导

（1）疾病预防：注意个人及家庭卫生，减少细菌和病毒侵入。

（2）饮食指导：食用高蛋白、丰富维生素、低脂肪的饮食，少食多餐，避免过量进食加重心脏负担。

（3）休息与活动：一般术后 3～6 个月，避免劳累，根据心功能恢复情况，进行适当的户外活动，并逐渐增加活动量。

（4）遵医嘱服药：遵医嘱服用强心、利尿、补钾及抗凝药物，并教会其观察药物的作用及不良反应。

（5）定期复查，术后半年内定期复查凝血酶原时间，根据结果遵医嘱调整用药。

第五节　肺　　癌

肺癌多数起源于支气管黏膜上皮也称支气管肺癌，是发病率和死亡率增长最快,对人群健康和生命威胁最大的恶性肿瘤之一。近50年来许多国家都报道肺癌的发病率和死亡率均明显增高,男性肺癌发病率和死亡率均占所有恶性肿瘤的第一位,女性发病率占第二位,死亡率占第二位。

一、病因

(一)吸烟

吸烟是肺癌的最重要的高危因素。

(二)化学物质

铝、砷、石棉、铬化合物、焦炭炉、芥子气、含镍的杂质、氯乙烯。长期接触铍、镉、硅、福尔马林等物质也会增加肺癌的发病率。

(三)遗传等因素

家族聚集、遗传易感性以及免疫功能降低,代谢、内分泌功能失调,既往肺部慢性感染,如肺结核、支气管扩张症等患者。

(四)空气污染

石油、天然气和内燃机等燃烧后和沥青公路尘埃产生的致癌物。汽车尾气、工业废气等有害物质污染大气有关。

二、临床表现

(一)早期

1.咳嗽

咳嗽是最常见的症状,以咳嗽为首发症状者占 35%～75%。肺癌所致的咳嗽可能与支气管黏液分泌的改变、阻塞性肺炎、胸膜侵犯、肺不张及其他胸内并发症有关。肿瘤生长于管径较大、对外来刺激敏感的段以上支气管黏膜时,可产生类似异物样刺激引起的咳嗽,典型的表现为阵发性刺激性干咳,一般止咳药常不易控制。肿瘤生长在段以下较细小支气管黏膜时,咳嗽多不明显,甚至无咳嗽。

2.带血或咯血

以中心型肺癌多见,肺癌咯血的特征为间断性或持续性、反复少量的痰中带血丝,或少量咯血,偶因较大血管破裂、大的空洞形成或肿瘤破溃入支气管与肺血管而导致难以控制的大咯血。

3.胸痛

胸痛常表现为胸部不规则的隐痛或钝痛。大多数情况下,周围型肺癌侵犯壁层胸膜或胸壁,可引起尖锐而断续的胸膜性疼痛。难以定位的轻度的胸部不适有时与中央型肺癌侵犯纵隔或累及血管、支气管周围神经有关,而恶性胸腔积液患者有 25% 诉胸部钝痛。

(4)胸闷、气急

胸闷、气急多见于中央型肺癌,由癌肿引起较大支气管阻塞所致。

(二)晚期

除发热、体重减轻、食欲减退、倦怠及乏力等全身症状外,还可出现肿瘤压迫、侵犯邻近器官、组织或发生远处转移时的征象。

(1)压迫或侵犯膈神经:引起同侧膈肌麻痹。

(2)压迫或侵犯喉返神经:引起声带麻痹、声音嘶哑。

(3)压迫上腔静脉:引起上腔静脉综合征,表现为上腔静脉回流受阻,面部、颈部、上肢和上胸部静脉怒张,皮下组织水肿,静脉压高。可出现头疼、头晕或晕厥。

(4)侵犯胸膜及胸壁:可引起剧烈持续的胸痛和胸腔积液。若侵犯胸膜则为尖锐刺痛,呼吸及咳嗽时加重;若压迫肋间神经,疼痛科累及其神经分布区;若侵犯肋骨或胸椎,则相应部位出现压痛。胸腔积液常为血性,大量积液可引起气促。

(5)侵入纵隔、压迫食管:可引起吞咽困难,支气管-食管瘘。

(6)上叶顶部肺癌:可侵入纵隔和压迫位于胸廓上口的器官或组织,而产生剧烈胸肩痛、上肢静脉怒张、上肢水肿、臂痛和运动障碍等。

(7)肿瘤远处转移征象。脑:头疼最为常见,出现呕吐、视觉障碍、性格改变、眩晕、颅内压增高、脑疝等。骨:局部疼痛及压痛较常见,转移至椎骨等承重部位则可引起骨折、瘫痪。肝:肝区疼痛最为常见,出现黄疸、腹水、食欲减退等。淋巴结:引起淋巴结肿大。

(三)非转移性全身症状

如杵状指、骨关节痛、重症肌无力等症状。

三、辅助检查

(1)痰细胞学检查:肺癌表面脱落的癌细胞可随痰咳出,故痰中找到癌细胞可确诊。

(2)影像学检查:胸部 X 线和 CT 检查可了解癌肿的大小及其肺叶、肺段、支气管的关系。

（3）纤维支气管镜检查：诊断中心型肺癌的阳性率较高，可直接观察到肿瘤大小、部位及范围。

（4）其他：如胸腔镜、纵隔镜、经胸壁穿刺活组织检查、转移病灶活组织检查、胸腔积液检查、肿瘤标记物检查、开胸探查、正电子发射断层扫描等。

四、治疗

（一）手术治疗

手术治疗是肺癌首选和最主要的治疗方法。手术方式有肺叶切除术加淋巴结清扫。

（二）放射治疗

放射治疗主要用于处理手术后残留病灶和配合化学治疗。

（三）化学治疗

分化程度低的肺癌，尤其是小细胞肺癌对化学治疗特别敏感。

（四）中医中药治疗

中医中药治疗可提高机体的抵抗力，增强疗效并延长生存期。

（五）免疫治疗

特异性免疫治疗和非特异性免疫治疗。

五、护理评估

（一）术前评估

1.健康史

（1）一般情况：年龄、性别、婚姻和职业、有无吸烟史、吸烟的时间和数量等。

（2）家族史：了解家庭中有无肺部疾病、肺癌或其他肿瘤患者。

（3）既往史：有无其他部位肿瘤病史或手术治疗史，有无其他伴随疾病，如糖尿病、冠心病、高血压、慢性支气管炎等。

2.身体状况

（1）全身：患者有无咳嗽、是否为刺激性；有无咳痰，痰量及性状；有无痰中带血，咯血，咯血量、次数；有无疼痛，部位和性质，如有无放射痛、牵涉痛；有无呼吸困难。

（2）局部：患者有无发绀、贫血；有无杵状指（趾）。

(二)术后评估

(1)术中情况:了解患者手术、麻醉方式与病变切除情况、术中出血、补液、输血情况和术后诊断等。

(2)生命体征:评估患者生命体征是否平稳,意识、末梢循环、呼吸状态如何,有无胸闷、呼吸浅快、发绀及肺部痰鸣音等。

(3)伤口与引流管情况:评估伤口是否干燥,引流管是否通畅,引流量、颜色与性状等。

(4)心理状态与认知程度:了解患者有无紧张,能否配合康复训练等。

(三)心理、社会评估

(1)患者对疾病的认知程度,对手术有何顾虑,有何思想负担。
(2)亲属对患者的关心程度、支持力度,家庭对手术的经济承受能力。

六、护理措施

(一)术前护理

1.改善肺泡的通气功能与换气功能,预防手术后感染

(1)戒烟:指导并劝告患者停止抽烟。让患者了解吸烟会刺激肺、气管及支气管,使气管、支气管分泌物增加,支气管上皮纤毛活动减少或丧失活力,妨碍纤毛的清洁功能,影响痰液咳出,引起肺部感染。

(2)保持呼吸道通畅:支气管分泌物较多者,应先行体位引流;痰液黏稠不易咳出者,可行超声雾化,必要时经支气管镜吸出分泌物。同时注意观察痰液的量、颜色、黏稠度及气味;遵医嘱给予支气管扩张剂、祛痰剂等药物,以改善呼吸状况。

(3)机械通气治疗:呼吸功能失常者,根据需要应用机械通气治疗。

(4)控制感染:注意口腔卫生,发现有龋齿等口腔疾病时,及时报告医师。如患者合并有慢性支气管炎、肺内感染、肺气肿者,应及时采取痰液及咽部分泌物做细菌培养,遵医嘱给予抗生素及雾化吸入以控制感染。

(5)指导训练:指导患者练习腹式呼吸、有效咳嗽和翻身,以促进肺扩张,减轻术后伤口疼痛和加深呼吸运动;练习使用深呼吸训练器,有效配合术后康复,预防肺部并发症的发生。

2.纠正营养和水分的不足

术前营养不良者可经肠内及肠外补充营养,改善营养状态,增强机体抵抗力并利于术后恢复。

3.减轻焦虑

避免情绪激动影响呼吸、循环功能。主动介绍病房环境,责任医师和责任护士,对患者的担心表示理解并予以安慰,给患者发问的机会,认真耐心地回答患者所提出的任何问题,以减轻其焦虑不安或害怕的程度。给予情绪支持,关心、同情、体贴患者,动员亲属给予患者心理和经济方面的全力支持。

(二)术后护理

1.密切观察生命体征

手术后2～3小时内,每15分钟监测生命体征1次;脉搏和血压稳定后改为30分钟～1小时测量1次;观察患者呼吸状态,注意有无呼吸窘迫的现象,若有异常,立即通知医师。手术后24～36小时,血压常会有波动,需严密观察。若血压持续下降,应考虑是否为心脏疾病、出血、疼痛、组织缺氧或循环血量不足所造成。

2.合适的体位

(1)一般体位:麻醉未清醒时取平卧位,头偏向一侧,以免呕吐物、分泌物吸入而致窒息或并发吸入性肺炎。清醒且血压稳定后,改为半坐卧位,以利于呼吸和引流。

(3)特殊情况下患者体位:肺段切除术或楔形切除术者,应避免手术侧卧位,尽量选择健侧卧位,以促进患侧肺组织扩张。一侧肺叶切除者可采取健侧卧位,如呼吸功能较差,则取平卧位。全肺切除术者,应避免过度侧卧,可采取1/4侧卧位,以预防纵隔移位和压迫健侧肺而导致呼吸循环功能障碍。有血痰或支气管瘘管者,应取患侧卧位。

3.维持呼吸道通畅

(1)氧气吸入:肺切除术后患者会有不同程度的缺氧,主要是由于肺通气量和弥散面积减少、伤口的疼痛及肺膨胀不全等原因引起,常规鼻导管吸氧2～4 L/min,根据血气分析结果调整给氧浓度。

(2)观察:观察呼吸频率、幅度及节奏,双肺呼吸音;有无气促、发绀等缺氧征象以及动脉血氧饱和度等情况,若有异常及时通知医师给予处理。对术后带气管插管返回病房者,应严密观察气管插管的位置,防止滑出或移向一侧支气管,造成通气量不足。

(3)深呼吸及咳嗽:患者清醒拔气管插管后,鼓励患者深呼吸及咳嗽,每1～2小时1次。咳嗽前给患者叩背,叩背时由下向上,由外向内轻叩震荡,使存在于肺叶、肺段处的分泌物松动流至支气管中并咳出。患者咳嗽时,固定胸部伤口,减轻疼痛。手术后最初几日由护士完成,以后可指导患者自己固定。方法有两种:①护士站在患者术侧,一手放在术侧肩膀上并向下压,另一手置于伤口下支托胸部协助。当患者咳嗽时,护士的头转向患者身后,以避免被咳出的分泌物溅到。②护士站在患者健侧,双手紧托伤口部位以固定胸部伤口。固定胸部时,手掌张开,手指并拢。指导患者先慢慢轻咳,再将痰咳出。

(4)稀释痰液:呼吸道分泌物黏稠者,可用药物特布他林、布地奈德等行雾化吸入,以达到稀释痰液、解痉、抗感染的目的。

(5)吸痰:对于咳痰无力者,可用吸痰管行深部吸痰。

4.维持胸腔闭式引流通畅

(1)病情观察:定时观察引流管是否通畅,注意负压波动,定期挤压,防止堵塞。观察引流液颜色和量,一般术后 24 小时内引流量约 500 mL,为手术创伤引起的渗血、渗液及术中冲洗胸腔残余的液体。

(2)全肺切除术后胸腔引流管的护理:一侧全肺切除术后的患者,由于两侧胸膜腔内压力不平衡,纵隔易向手术侧移位。因此患者的引流管一般呈夹闭状态,以保证术后患侧胸腔有一定的渗液,减轻或纠正纵隔移位。密切观察患者的气管是否居中,有无呼吸或循环功能障碍。若气管明显向健侧移位,应立刻听诊肺呼吸音,可酌情放出适量的气体或引流液,以保持气管和纵隔恢复中位。

(3)拔管:术后 48～72 小时患者病情平稳,暗红色的引流液逐渐变淡、无气体及液体引流后,可拔除胸腔引流管。

5.伤口护理

检查敷料是否干燥、有无渗血,发现异常及时通知医师。

6.维持体液平衡和补充营养

(1)严格掌握输液量和速度:因肺组织可储存大量的血液,切除部分肺组织后会使得心脏前负荷增加,因此输液时应注意速度和量,防止前负荷过重而导致急性肺水肿。全肺切除术后应控制钠盐摄入量,24 小时补液量宜控制在 2 000 mL内,速度宜慢,以 20～30 滴/分钟为宜。记录出入液量,维持液体平衡。

(2)补充营养:当患者意识恢复后且无恶心现象,拔除气管插管后即可开始饮水。肠蠕动恢复后,即可开始进食清淡流质、半流质饮食;若患者进食后无任何不适可改为普食,饮食宜为高蛋白、高热量、丰富维生素、易消化。以保证营养,提高机体抵抗力,促进伤口愈合。

7.活动与休息

(1)早期下床活动:目的是预防肺不张,改善呼吸循环功能,增进食欲,振奋精神。术后第 1 天,生命体征平稳后鼓励及协助患者床上坐起,第 2 天可离床活动,逐渐增加活动量。活动期间应妥善保护患者的引流管,严密观察病情变化。

(2)手臂和肩关节的运动:目的是预防术侧胸壁肌肉粘连、肩关节强直及失用性萎缩。患者清醒后,可协助其进行臂部、躯干和四肢的轻度活动,每 4 小时 1 次。术后第 1 天开始做肩、臂的主动运动,如术侧手臂上举、爬墙及肩关节旋前旋后运动,使肩关节活动范围逐渐恢复至术前水平,防止肩下垂和脊柱侧弯。

8.并发症的预防与护理

(1)出血:手术时胸膜粘连紧密、止血不彻底或血管结扎线脱落,胸腔内大量毛细血管充血及胸腔内负压等因素均可导致胸腔内出血。应密切观察患者的生命体征,定时检查伤口敷料及引流管周围的渗血情况,引流液的量、颜色和性状。当引流的血性液体量多(每小时 100～200 mL)、呈鲜红色、有血凝块,患者出现烦躁不安、血压下降、脉搏增快、尿少等血容量不足的表现时,应考虑有活动性出血。需立刻通知医师,在监测中心静脉压下加快输血、输液,遵医嘱给予止血药,保持引流管的通畅,确保胸内积血能及时排出,注意保暖。必要时应及时再次剖胸止血。

(2)肺炎和肺不张:因麻醉药的不良反应,患者术后咳痰无力,导致分泌物滞留堵塞支气管,引起肺炎、肺不张。患者表现为烦躁不安、不能平卧、心动过速、体温升高、发绀、呼吸困难等症状。应鼓励患者咳嗽排痰,必要时给予雾化吸入,确保呼吸道通畅。

(3)心律失常:多发生在术后第 4 天。年老体弱、手术中纵隔与肺门的牵拉刺激、低钾、低氧及大出血常成为其诱因。对于老年患者,手术前已有心脏疾病,心功能低下者手术指征应从严掌握。手术者注意操作轻柔。手术后保持呼吸道通畅及充分给氧,密切观察血压、脉搏变化,及时补充血容量。同时做心电监护,一旦发现异常,根据病情及时处理。老年病员常伴有隐性冠心病,手术创伤的多种刺激可促使其急性发作,但在临床医护人员严密监护和及时处理下是可以转危为安的。

(4)支气管胸膜瘘:肺切除术后的严重并发症之一,多发生于术后 1 周。多数由于支气管缝合不严密、支气管残端血运不良或支气管缝合处感染、破裂等引发。表现为发热、刺激性咳嗽、痰中带血或咳血痰、呼吸困难等症状。一旦发生,应立即报告医师,置患者于患侧卧位,抗感染,行胸腔引流术。

(5)肺水肿:输液速度不宜过多过快,一旦患者出现呼吸困难、发绀、心动过速、咳粉红色泡沫痰,应立即减慢输液速度,控制液体量。给予吸氧、心电监护、遵医嘱强心利尿等对症治疗。

七、健康指导

(一)早期诊断

40 岁以上人群应定期进行胸部 X 线普查,尤其是反复呼吸道感染、久咳不愈或咳血痰者。

(二)戒烟

使患者了解吸烟的危害。

(三)出院指导

(1)指导患者出院后数星期内,坚持进行腹式深呼吸和有效咳嗽,以促进肺膨胀。

(2)保持良好的口腔卫生,注意环境空气新鲜,避免出入公共场所或与上呼吸道感染者接近,避免居住或工作于布满灰尘、烟雾及化学刺激物品的环境。

(3)保持良好的营养状况,注意每天保持充分休息与活动。

(4)若有伤口疼痛,剧烈咳嗽及咯血等症状,或有进行性倦怠情形,应返院复诊。

(5)对需要进行化疗治疗和放射治疗者,应坚持完成,并在治疗过程中应注意血常规的变化,定期返医院复查血细胞和肝功能。

第六节　食　管　癌

食管癌指由食管鳞状上皮或腺上皮的异常增生所形成的恶性病变,是常见的消化道肿瘤,全世界每年约有 30 万人死于食管癌,其发病率和死亡率各国差异很大。我国是世界上食管癌高发地区之一,每年平均病死约 15 万人。男多于女,发病年龄多在 40 岁以上。

一、病因

(1)化学病因:亚硝胺。

（2）生物性病因：真菌。

（3）缺乏某些微量元素：钼、铁、锌、氟、硒等。

（4）不良饮食习惯：烟、酒、热食、热饮、口腔不洁等因素。

（5）食管癌遗传易感因素。

二、临床表现

（一）早期

症状常不明显，但在吞咽粗硬食物时可能有不同程度的不适感觉，包括咽下食物哽噎感，胸骨后烧灼样、针刺样或牵拉摩擦样疼痛。食物通过缓慢，并有停滞感或异物感。哽噎停滞感常通过吞咽水后缓解消失。症状时轻时重，进展缓慢。

（二）中晚期

1.症状

食管癌典型的症状为进行性吞咽困难，先是难咽干的食物，继而是半流质食物，最后水和唾液也不能咽下。常吐黏液样痰，为下咽的唾液和食管的分泌物。患者逐渐消瘦、脱水、无力。持续胸痛或背痛表示为晚期症状，癌已侵犯食管外组织。当癌肿梗阻所引起的炎症水肿暂时消退，或部分癌肿脱落后，梗阻症状可暂时减轻，常误认为病情好转。若癌肿侵犯喉返神经，可出现声音嘶哑；若侵入气管、支气管，可形成食管、气管或支气管瘘，出现吞咽水或食物时剧烈呛咳，并发生呼吸系统感染。最后出现恶病质状态。

2.体征

患者逐渐消瘦、贫血、无力及营养不良。中、晚期可触及锁骨上淋巴结肿大，严重者有腹水征。若有肝、脑等脏器转移，可出现黄疸、腹水、昏迷等状态。

三、辅助检查

（1）食管吞钡 X 线双重对比造影：早期可见食管黏膜皱襞紊乱、粗糙或有中断现象；小的充盈缺损；局限性管壁僵硬，蠕动中断；小龛影。中、晚期有明显的不规则狭窄和充盈缺损，管壁僵硬；有时狭窄上方口腔侧食管有不同程度的扩张。

（2）内镜检查和超声检查：食管内镜可直视肿块的位置，是否有肝脏等脏器转移。

（3）CT 检查有无脑部、肺部等处转移。

四、治疗

以手术为主,辅以化疗、放疗等综合治疗。

(一)内镜治疗

食管原位癌可在内镜下行黏膜切除。

(二)手术治疗

手术治疗是食管癌治疗的首选方法。常用的手术方式有非开胸及开胸食管癌切除术两类。开胸手术路径采用左胸后外侧切口,适用于中、下段食管癌。右胸前外侧切口,适用于中、上段食管癌。若病变部位偏高,可采用颈、胸、腹三切口。

(三)放射疗法

与手术治疗综合应用术前放疗后,间隔2~3周再做手术较为合适。还可以单纯放疗。

(四)化学治疗

食管癌对化学药物敏感性差,与其他方法联合应用,有时可提高疗效。

(五)其他

免疫治疗及中药治疗等。

五、护理评估

(一)术前评估

1.健康史

(1)一般情况:年龄、性别、婚姻、职业、居住地和饮食习惯等。

(2)疾病史:评估患者在吞咽食物时有无哽噎感,胸骨后烧灼样、针刺样或牵拉摩擦样疼痛,有无进行性吞咽困难等。

(3)既往史:患者有无糖尿病、冠心病、高血压等病史。

(4)家族史:家族中有无肿瘤患者等。

2.身体状况

(1)局部:了解患者有无吞咽困难、呕吐等;有无疼痛,疼痛的部位和性质,是否因疼痛而影响睡眠。

(2)全身:评估患者的营养状况,有无消瘦、贫血,脱水或衰弱;有无锁骨上淋巴结肿大和肝肿块;有无腹水、胸腔积液等。

3.心理、社会评估

患者对疾病的认知程度以及主要存在的心理问题;家属对患者的关心程度、支持程度、家庭经济承受能力等。

(二)术后评估

(1)术中情况:了解手术方式术中情况、麻醉方式与病变切除情况、术中出血、补液、输血情况和术后诊断等。

(2)生命体征:评估患者生命体征是否平稳,意识、末梢循环、呼吸状态如何,有无胸闷、呼吸浅快、发绀及肺部痰鸣音等。

(3)伤口与引流管情况:评估伤口是否干燥,引流管是否通畅,引流量、颜色与性状等。

(4)并发症:评估有无吻合口瘘、乳糜胸、出血、感染等并发症发生。

六、护理措施

(一)术前护理

1.心理护理

患者有进行性吞咽困难,日益消瘦,对手术的耐受能力差,对治疗缺乏信心,同时对手术存在着一定程度的恐惧心理。因此,应针对患者的心理状态进行解释、安慰和鼓励,建立充分信赖的护患关系,使患者认识到手术是彻底的治疗方法,使其乐于接受手术。

2.营养支持和维持水、电解质平衡

尚能进食者,应给予高热量、高蛋白、高维生素的流质或半流质饮食。不能进食者,应静脉补充水分、电解质及热量。低蛋白血症的患者,应输血或血浆蛋白给予纠正。

3.术前准备

(1)呼吸道准备:术前2周戒烟,指导并训练患者有效咳嗽、咳痰和腹式深呼吸。

(2)胃肠道准备。①饮食:术前3天改流食,术前1天禁食;②预防感染:术前1周给予患者分次口服抗生素溶液;③冲洗胃及食管:术前1天晚遵医嘱予以生理盐水100 mL加抗生素经鼻胃管冲洗食管及胃,可减轻局部充血水肿、减少术中污染、防止吻合口瘘;④置胃管:胃管通过梗阻部位时不能强行进入,以免穿破食管。

(二)术后护理

1.监测并记录生命体征

手术后2～3小时内,每15分钟监测生命体征1次;脉搏和血压稳定后改为30分钟～1小时测量1次;观察患者呼吸状态,注意有无呼吸窘迫的现象,若有异常,立即通知医师。手术后24～36小时,血压常会有波动,需严密观察。若血压持续下降,应考虑是否为心脏疾病、出血、疼痛、组织缺氧或循环血量不足所造成。

2.饮食护理

(1)术后早期吻合口处于充血水肿期,需禁饮禁食3～4天,禁食期间持续胃肠减压,经静脉补充营养。

(2)停止胃肠减压24小时后,无呼吸困难可进食。

(3)嘱患者进食后不能平卧,可致胃液反流。

(4)少食多餐。

3.呼吸道护理

食管癌术后易发生呼吸困难、缺氧,并发肺炎、肺不张,甚至呼吸衰竭,应采取的护理措施如下。

(1)密切观察呼吸形态、频率和节律,听诊双肺呼吸音,有无缺氧征兆。

(2)气管插管者及时吸痰,保持气道通畅。

(3)术后第1天,鼓励患者深呼吸、使用呼吸训练器、促进肺膨胀。

(4)痰多,无力咳出者,行鼻导管深部吸痰,必要时纤维支气管镜吸痰或气管切开吸痰。

4.胃肠道护理

(1)胃肠减压的护理:术后3～4天内持续胃肠减压,妥善固定胃管;观察记录引流液的量、性质及颜色并记录;定时挤压胃管,避免堵塞;胃管脱出后,不能盲目插入,以免戳穿吻合口,造成吻合口瘘。待肛门排气、胃肠减压引流量减少后,拔除胃管。

(2)结肠代食管术后护理:保持减压管通畅;注意观察腹部体征,了解有无发生吻合口瘘、内出血或感染等;减压管内若吸出大量血性液或呕吐大量咖啡液,应考虑代食管的结肠襻坏死,需立即通知医师;另外要注意口腔卫生。

(3)胃造瘘术后的护理:观察造瘘管周围有无渗液或胃液漏出;妥善固定胃造瘘管,防止脱出或阻塞。

5..并发症的预防和护理

(1)出血:应密切观察患者的生命体征,记录引流液的量、颜色和性状。若引流的血性液体持续 2 小时都超过 4 mL/(kg·h),伴有血压下降、脉搏增快、躁动、尿少、出冷汗低等血容量不足的表现时,应考虑有活动性出血。需立刻通知医师,在监测中心静脉压下加快输血、输液,遵医嘱给予止血药,保持引流管的通畅,确保胸内积血能及时排出,注意保暖。必要时应及时再次剖胸止血。

(2)吻合口瘘:是食管癌术后最严重的并发症,多发生在术后5～10 天。因食管的解剖特点无浆膜覆盖,血液供应呈节段性,吻合口张力大,感染、营养不良等。所以术后应密切观察患者有无呼吸困难、发热、胸腔积液甚至休克等症状。一旦出现上述症状应立即通知医师并配合处理。包括立即禁食;协助行胸腔闭式引流术并护理;抗感染及营养支持;出现休克者行抗休克处理;需再次手术者,积极配合完善术前准备。

(3)乳糜胸:也是严重的并发症,多因伤及胸导管所致,多发生在术后 2～10 天。早期由于禁食,胸腔闭式引流液可为淡血性或淡黄色液,但量较多;恢复进食后,乳糜液渗出量增多,聚集在胸腔内可压迫肺及纵隔并使之向健侧移位。故需积极预防和及时处理。首先加强观察患者有无胸闷、气急、心悸,甚至血压下降等,协助处理迅速安放胸腔闭式引流及时引流胸腔内的乳糜液,使肺膨胀,并给予肠外营养支持。

七、健康指导

(1)避免再接触引起癌变的因素,预防用药,避免进食过烫、过硬的食物等。

(2)出院后注意饮食的合理性,嘱患者多食高热量,高蛋白,低纤维,易消化的食物。少食多餐,每天 5～6 次,每次不要吃得过饱。流质饮食每次少于300 mL,软食 1 两/次,并以软食或半流食为主。戒烟酒,预防并发症的发生。

(3)养成良好的睡眠习惯注意劳逸结合。

(4)出院后若出现进食困难,可能为吻合口狭窄。憋气,伤口感染,伤口有渗出液等情况,应及时来院就诊。

(5)定期复查,坚持后续治疗。

第七节 肝 囊 肿

一、概述

肝囊肿总体可分非寄生虫性和寄生虫性囊肿,非寄生虫性肝囊肿是常见的良性肿瘤,又可分为先天性、创伤性、炎症性和肿瘤性囊肿,临床以潴留性囊肿和先天肿瘤性多囊肝为多见(见图5-1)。单发性肝囊肿可发生于任何年龄,女性多见,常位于肝右叶。多发性肝囊肿比单发性多见,可侵犯左、右肝叶。多发性肝囊肿约50%左右可合并多囊肾。此病一般没有明显的症状,体检时发现。肝囊肿一般是良性单发或多发,与胆管相通或不通。肝实质单发的大囊肿非常少见。大部分囊肿以胆管上皮,有的是实质细胞,或其他细胞内衬。右叶多发,囊肿因基膜的改变,逐步形成憩室,或小上皮细胞代谢失常、脱落、异常增殖,或局部缺血、炎症反应、间质纤维化,最终小管梗阻形成囊肿。

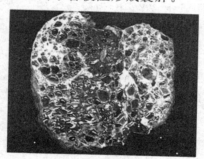

图 5-1 多囊肝

(一)病因

肝囊肿有遗传性,特别是多囊肝有家族化倾向。肝囊肿是在胚胎时期胆管发育异常造成的。囊肿壁是由胆管上皮伴炎性增生及胆管阻塞致管腔内容滞留而逐渐形成。

非寄生虫性肝囊肿是指肝脏局部组织呈囊性肿大而出现肝囊肿,最常见有两种情况。

1.潴留性肝囊肿

潴留性肝囊肿为肝内某个胆小管由于炎症、水肿、瘢痕或结石阻塞引起分泌增多,或胆汁潴留引起,多为单个;也可因肝钝性挫伤致中心破裂而引起。病变囊内充满血液或胆汁,包膜为纤维组织,为单发性假性囊肿。

2.先天性肝囊肿

由于肝内胆管和淋巴管胚胎时发育障碍,或胎儿期患胆管炎,肝内小胆管闭塞,近端呈囊性扩大及肝内胆管变性,局部增生阻塞而成,多为多发。

(二)病理

孤立性肝囊肿发生于右叶较左叶多1倍。囊肿大小不一,小者直径仅数毫米,大者直径达20 cm以上,囊液量由数毫升至数千毫升。囊肿呈圆形或椭圆形,囊壁光滑,多数为单房性,亦可为多房性。囊肿有完整的包膜,表面呈乳白色或灰蓝色,囊壁较薄,厚度为 0.5～5.0 mm,较厚的囊壁中有较大的胆管、血管及神经。囊液多数清亮、透明,有时含有胆汁,其比重为 1.010～1.022,呈中性或碱性,含有少量胆固醇、胆红素、葡萄糖、酪氨酸、胆汁、酶、清蛋白、IgG 和黏蛋白,显示囊壁上皮有分泌蛋白的能力。

多囊肝的囊肿大多散布及全肝,以右叶为多见。肝脏增大变形,表面可见大小不一的灰白色囊肿,小如针尖,大如儿头。肝切面呈蜂窝状。囊壁多菲薄,内层衬以立方上皮或扁平胆管上皮,外层为胶原组织。囊液多数为无色透明或微黄色。囊肿间一般为正常肝组织,晚期可出现纤维化和胆管增生,引起肝功能损害、肝硬化和门静脉高压。

创伤性肝囊肿多发生于肝右叶,囊壁无上皮细胞内衬,系假囊肿。囊内含有血液、胆汁等混合物,合并感染时可形成脓肿。

二、护理评估

(一)临床表现

先天性肝囊肿生长缓慢,小的囊肿可无任何症状,常偶发上腹无痛性肿块、腹围增加,临床上多数是在体检 B 超发现,当囊肿增大到一定程度时,可因压迫邻近脏器而出现症状。

(1)肝区胀痛伴消化道症状:如食欲缺失、嗳气、恶心、呕吐、消瘦等。

(2)若囊肿增大压迫胆总管,则有黄疸。

(3)囊肿破裂可有囊内出血而出现急腹症。

(4)带蒂囊肿扭转可出现突然右上腹绞痛,肝大但无压痛,约半数患者有肾、脾、卵巢、肺等多囊性病变。

(5)囊内发生感染,则患者往往有畏寒、发热、白细胞计数升高等。

(6)体检时右上腹可触及肿块和肝大,肿块随呼吸上下移动,表面光滑,有囊性感,无明显压痛。

(二)辅助检查

(1)B 超检查是首选的检查方法,是诊断肝囊肿经济、可靠而非侵入性的一种简单方法。超声波显示肝大且无回声区,二维超声可直接显示囊肿大小和部位。

(2)CT 检查:可发现直径 1～2 cm 的肝囊肿,可帮助临床医师准确定位病变,尤其是多发性囊肿的分布状态定位,从而有利于治疗。

(3)放射性核素肝扫描:显示肝区占位性病变,边界清楚,对囊肿定位诊断有价值。

(三)治疗原则

非寄生虫性肝囊肿治疗方法包括囊肿穿刺抽液术、囊肿开窗术、囊肿引流术或囊肿切除术等。

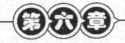

妇产科常见病护理

第一节 子宫内膜异位症

子宫内膜组织(腺体和间质)出现在子宫体以外的任何部位时,称为子宫内膜异位症。子宫内膜异位症为良性病变,但具有类似恶性肿瘤的远处转移和种植生长能力。多发生在育龄妇女,其中 76% 在 25～45 岁。

一、发病机制

其发病机制尚未完全阐明,目前认为比较相关的有子宫内膜种植学说、体腔上皮化生学说等。

二、临床表现

(一)症状

疼痛是子宫内膜异位症的主要症状,典型症状为继发性痛经、疼痛进行性加重。了解下腹疼痛的部位、性质、伴随症状、与经期的关系。

(二)体征

卵巢异位囊肿较大时,妇科检查可触及与子宫粘连的肿块,破裂时可有腹膜刺激征。典型盆腔内膜异位症行双合诊检查时,可扪及触痛性结节,触痛明显。如阴道、直肠受累,可在阴道后穹隆触及甚至看到突出的紫蓝色结节。

三、辅助检查

(一)影像学检查

B 超检查可提示子宫内膜异位症病变的位置、大小和形态;盆腔 CT 和 MRI 对盆腔内异位症有诊断价值。

（二）腹腔镜检查和活组织检查

腹腔镜检查和活组织检查是目前国际公认的诊断子宫内膜异位症的最佳方法。只有在腹腔镜或剖腹探查直视下才能确定子宫内膜异位症的临床分期。

（三）血清 CA125 值

中、重度子宫内膜异位症患者血清 CA125 值可能升高。

四、治疗

应根据患者年龄、症状、病变部位和范围，以及对生育的要求选择治疗方法，强调个体化治疗。症状轻或无症状的轻微病变可选择期待治疗；有生育要求的轻度子宫内膜异位症患者经过全面评估判断后先给以药物治疗，重者行保留生育功能的手术；年轻无生育要求的重症患者，可行保留卵巢功能的手术，并辅以激素药物；症状及病变均严重的无生育要求者，考虑行根治性手术。腹腔镜手术是首选的手术方法，目前认为腹腔镜确诊、手术＋药物为子宫内膜异位症的"金标准"治疗。

五、护理评估

（一）健康史

了解患者既往病史、药物过敏史；了解患者婚育史，是否有不孕或性交痛，是否有人工流产史及输卵管手术史；了解患者月经史，是否有痛经，痛经发生的时间、伴随症状、痛经时是否卧床休息或使用药物镇痛；了解患者是否有月经过多及经期延长，经期前后有无排便坠胀感；了解患者是否有周期性尿频；了解患者腹壁瘢痕或脐部是否会出现周期性局部肿块及疼痛。

（二）心理-社会评估

了解患者对疾病的认知程度，是否有紧张、焦虑等表现；了解患者的家庭关系；了解患者的经济水平等。

六、护理措施

（一）一般护理

病房整洁、安静，保持床单位清洁、舒适，注意室内空气流通，避免交叉感染；测量生命体征，定期巡视病房，细致观察患者的病情变化及治疗反应等，发现异常及时报告医师，做好护理记录和书面交班，危重患者床边交班。

(二)症状护理

1.疼痛护理

告知患者疼痛发生的原因,疼痛剧烈时可卧床休息,必要时可遵医嘱给予镇痛药物。

2.阴道流血的护理

出血明显大于既往月经量的患者,注意收集会阴垫,评估出血量。按医嘱给予止血药,必要时进行输血、补液、抗感染治疗,指导患者做好会阴部的清洁,防止感染。

3.压迫症状的护理

当患者出现局部压迫致排尿、排便不畅时,可给予导尿,以缓解尿潴留,指导患者进食富含纤维素的蔬菜,如芹菜,必要时使用缓泻剂软化粪便,缓解便秘症状。

(三)用药护理

1.口服避孕药物

口服避孕药物适用于轻度子宫内膜异位症患者,常用低剂量高效孕激素和炔雌醇复合制剂,用法为每天 1 片,连续用 6～9 个月,护士需观察药物疗效,观察患者有无恶心、呕吐等不良反应。

2.注射药物治疗

临床上常用促性腺激素释放激素激动剂类药物,用药频率为每 4 周注射 1 次,治疗时间为 3～6 个月,护士需观察药物疗效,观察患者有无潮热、阴道干涩、性欲降低等不良反应。

3.孕激素类药物

孕激素类常用药物为醋酸甲羟孕酮、甲地孕酮或炔诺酮,30 mg/d,使用时护士需观察患者是否有恶心、轻度抑郁、水钠潴留、体重增加、不规则点滴出血等不良反应,停药数月后痛经可缓解,月经恢复。

(四)手术护理

1.术前护理

(1)饮食护理:外阴、阴道手术及恶性肿瘤手术或可能涉及肠道的手术,术前 3 天进无渣半流质食物,术前 1 天进流质食物,手术前 8 小时禁食,术前 4 小时禁饮。

(2)皮肤准备:腹部手术备皮范围是上起剑突水平,两侧至腋中线,下至大腿内上侧 1/3 及会阴部。阴道手术的备皮范围：上起耻骨联合上 10 cm，两侧至腋中线，下至外阴部、肛门周围、臀部及大腿内侧上 1/3。腹腔镜手术患者重点做好脐周清洁，清除脐窝污垢。

（3）肠道准备：清洁肠道应遵医嘱于术前 3 天、术前 1 天、手术当天灌肠或清洁灌肠，也可以口服缓泻剂代替多次灌肠。

（4）阴道准备：遵医嘱术前 1 天或 3 天行阴道冲洗或擦洗，每天 1～2 次。

2.术后护理

（1）床边交班：术毕返回病房，责任护士向手术室护士及麻醉科医师详细了解术中情况，包括麻醉类型、手术范围、术中出血量、尿量、用药情况、有无特殊注意事项等；及时为患者测量血压、脉搏、呼吸；观察患者神志；检查输液、腹部伤口、引流管、背部麻醉管、镇痛泵、阴道流血情况等，认真做好床边交班并详细记录。

（2）术后体位：术后回病房根据麻醉方式决定体位，硬膜外麻醉者去枕平卧 6～8 小时，全麻患者未清醒时应去枕平卧，头偏向一侧。然后根据不同手术指导患者采取不同体位，如外阴癌根治术应采取平卧位，腹部手术可采取半卧位。

（3）监测生命体征：通常术后每 15～30 分钟测量一次脉搏、呼吸、血压，观察患者的精神状态，4～6 小时后可根据手术大小及病情改为每 4 小时 1 次或遵医嘱监测并记录。

（4）饮食护理：术后 6 小时禁食、禁饮，根据病情遵医嘱开始进流质食物，然后进半流质食物，最后过渡到普食。

（5）伤口护理：观察伤口有无渗血、渗液或敷料脱落情况，有无阴道流血，发现异常应报告医师并及时处理。

（6）导尿管护理：保持导尿管通畅，观察并记录尿液的量、颜色、性质，手术当天每小时尿量应不少于 100 mL，至少 50 mL，如有异常，及时通知医师。根据手术范围及病情术后留置导尿管 1～14 天，保持会阴清洁，每天 2 次会阴擦洗，防止发生泌尿系统感染，导尿管拔除后 4～6 小时应督促并协助患者自行排尿，以免发生尿潴留。

（7）引流管护理：盆腔、腹腔引流管可经腹部或阴道放置，应合理固定引流管，注意保持引流管通畅，避免引流管扭曲、受压及脱落，注意观察引流液的颜色、性质及量并做好记录。一般 24 小时内引流液不超过 200 mL，为淡血性或浆液性，引流量逐渐减少，根据引流量，一般留置引流管 24～48 小时，引流量<10 mL 时可拔除引流管。拔管后，注意观察置管伤口的愈合情况。

(8)活动指导:鼓励患者尽早下床活动,暂时不能下床的患者需勤翻身、四肢适当活动,以改善胃肠功能,预防或减轻腹胀。协助并教会患者做足踝运动,预防静脉血栓的发生。术后第一次下床的患者起床需缓慢,有护士或家属陪护,防止因直立性低血压引起晕厥。

(9)疼痛护理:伤口疼痛通常在术后 24 小时内最为明显,可以更换体位减轻伤口张力,遵医嘱给予止痛药。腹腔镜手术术后 1~2 天可因二氧化碳气腹引起双肋部及肩部疼痛,即串气痛,多可自行缓解,适当活动四肢可减轻症状,必要时使用镇痛剂。

(五)心理护理

(1)理解并尊重患者,耐心解答其提出的问题,缓解其压力。

(2)鼓励患者诉说内心的真实感受,讲解疾病知识,增强其治疗疾病的信心。

(3)协助其取得家人的理解和帮助。

七、健康指导

(1)指导患者出院后 3 个月到门诊复查,了解术后康复情况。

(2)子宫内膜异位灶切除及全子宫切除患者禁止性生活 3 个月,禁止盆浴 3 个月,可淋浴。

(3)指导患者遵医嘱按时服药,定期做 B 超检查,观察子宫内膜异位症的治疗效果,如出现超过月经量的阴道出血、异常分泌物、下腹疼痛及时到医院就诊。

(4)指导非手术治疗患者注意饮食卫生,多进食水果、干果,月经前后注意勿进食过热、过冷的食物。

第二节 妊娠滋养细胞疾病

妊娠滋养细胞疾病是一组来源于滋养层细胞的疾病,根据组织学可将其分为葡萄胎、侵蚀性葡萄胎、绒毛膜癌、胎盘部位滋养细胞肿瘤及上皮样滋养细胞肿瘤。除葡萄胎为良性疾病外,其余统称妊娠滋养细胞肿瘤。

一、葡萄胎

葡萄胎是一种滋养细胞的良性病变,主要为滋养细胞增生,间质水肿变性,各个绒毛的乳头变为大小不一的水泡,水泡间有细蒂相连成串,形如葡萄。可分为完全性葡萄胎和部分性葡萄胎两类。葡萄胎一经临床诊断,应及时清宫,清宫过程应密切观察,防止发生肺栓塞。此处仅讲述完全性葡萄胎的相关内容。

(一)临床表现

近30年来,由于超声诊断及血HCG的检测,完全性葡萄胎的临床表现发生了变化,停经后阴道流血仍然是最常见的临床表现,90%的患者可有阴道流血。而其他症状如子宫异常增大、妊娠剧吐、子痫前期、甲状腺功能亢进、呼吸困难等却已少见。完全性葡萄胎的典型症状如下。

(1)停经后阴道流血:最常见的症状。停经后8~12周开始有不规则阴道流血,量多少不定,时有时无,反复发作,逐渐增多。若葡萄胎组织从蜕膜剥离,母体大血管破裂,可造成大出血,导致休克,甚至死亡。葡萄胎组织有时可自行排出,但排出之前和排出时常伴有大量流血。葡萄胎反复阴道流血如不及时治疗,可导致贫血和继发感染。

(2)子宫异常增大、变软:约有半数葡萄胎患者的子宫大于停经月份,质地变软,并伴有血HCG水平异常升高,为葡萄胎迅速增长及宫腔内积血所致。由于大部分葡萄胎在妊娠早期得以诊断,子宫异常增大已较少见。另有少数子宫大小小于停经月份,其原因可能与水泡退行性变、停止发展有关。

(二)一般护理

1.常规护理

执行妇科一般护理常规。

2.病情观察

(1)动态观察生命体征及一般情况变化。

(2)观察阴道流血(量、颜色、性质)情况,若阴道流出物中有水泡状组织,应保留会阴垫,收集标本送病理检查。

(3)观察呕吐物的性质。

(4)行清宫术前需观察患者有无休克,子痫前期,甲状腺功能亢进,水、电解质紊乱及贫血等情况,如有异常及时报告医师,待病情稳定后再行清宫。

3.合并妊娠高血压综合征护理

遵医嘱做好相应的治疗及护理。

4.呕吐护理

消除可能引起呕吐的因素,保持口腔卫生,每次呕吐后漱口。必要时遵医嘱应用镇静药。

5.环境与休息

(1)提供舒适、安静、干净的病房环境,注意通风,保持空气清新与床单位整洁。

(2)卧床休息,适当运动,保证睡眠充足。

6.饮食护理

少食多餐,进食高蛋白、高维生素、清淡、易消化的食物。

7.会阴护理

保持外阴清洁。

8.手术治疗护理

(1)清宫术的护理:①清宫术前,应配血备用,做好各种应急抢救的药品和物品准备。②清宫术时,建立静脉通道,遵医嘱静脉滴注缩宫素,加强子宫收缩,防止术中子宫穿孔和大出血。③清宫术后,将刮出物送病理检查,葡萄胎清宫不易一次吸刮干净,一般于1周后再次刮宫。

(2)子宫切除术护理:执行腹部手术一般护理常规,完善术前、术后的护理工作。

(三)健康指导

1.心理护理

向患者及家属讲解疾病的相关知识,及时提供相关治疗信息,并说明葡萄胎是良性病变,经过治疗后能恢复正常,让患者减轻焦虑及恐惧心理,增强战胜疾病的信心。

2.避孕指导

在随访期间可靠避孕1年,首选用安全套避孕。宫内节育器可混淆子宫出血原因,故不宜使用。含有雌激素的避孕药可促进滋养细胞生长,也不宜采用。

3.卫生指导

(1)保持身体清爽,日常沐浴应淋浴,不宜盆浴。

(2)保持外阴清洁,及时更换会阴垫和内裤,排便后清洗会阴,以防感染。

4.向患者及家属告知出院事宜

(1)遵医嘱服药,定期来院复查。

(2)随访时间及内容:葡萄胎清宫术后,应监测血 HCG。第1次测定应在清宫术后24小时内,以后每周1次,直至连续3次阴性,以后每个月1次,共6个月,然后每2个月1次,共6个月,自第1次阴性后共计1年。每次随访时除测定血 HCG，还要检查月经是否规则，有无异常阴道流血，有无咳嗽、咯血等症状，并做妇科检查。每 3～6 个月或出现血 HCG 异常或有临床症状时行B超、X线或CT 检查。

（3）刮宫术后禁止性生活和盆浴 1 个月。注意经期卫生，流血期间禁止性生活。

（4）出院治疗期间，出现阴道流血、咳嗽、咯血等症状应随时来院就诊，以免延误病情。

二、侵蚀性葡萄胎

葡萄胎组织侵入子宫肌层或转移到邻近及远处器官者称侵蚀性葡萄胎。多在葡萄胎清除后 6 个月内发生，可穿破子宫肌层或转移至肺、阴道、外阴等器官，造成局部破坏出血。其具有恶性肿瘤特点，但治疗效果及预后均较绒毛膜癌为好，治疗主要是化疗或化疗加手术治疗。

（一）一般护理

1.常规护理

执行妇科一般护理常规。

2.急救护理

（1）阴道大出血的患者应取平卧位。

（2）迅速建立静脉通道，留取血、尿标本，遵医嘱合血、输血、输液，确保输注速度。

（3）配合医师尽快完善清宫手术前的准备工作。

3.病情观察

（1）动态观察生命体征和一般情况变化。

（2）阴道转移：①密切观察阴道有无破溃出血，禁做不必要的检查和窥阴器检查。②准备好各种抢救物品（输血、输液用物，止血药物）。③如发生溃破大出血，应立即报告医师并配合抢救。④取出纱条未见继续出血，仍须严密观察阴道流血情况、有无感染及休克征兆。

（3）肺转移：①观察有无咳嗽、吐血痰、反复咯血、胸痛及呼吸困难等情况。②大量咯血时有窒息、休克甚至死亡的危险，如发现应立即通知医师，同时给氧，协助患者取头低侧卧位，轻击背部，排出积血，保持呼吸道通畅。

（4）脑转移：①记录 24 小时出入量，观察有无电解质紊乱的症状。②瘤栓期：表现为一过性脑缺氧症状，如暂时性失语、失明、突然跌倒等。脑瘤期：表现为头痛、喷射性呕吐、偏瘫、抽搐甚至昏迷。脑疝期：表现为颅内压升高,脑疝形成。③重视早期症状,并采取必要的护理措施预防跌倒、咬伤、吸入性肺炎、角膜炎、压疮等并发症的发生。

（5）肝转移：预后不良。表现为上腹部或肝区疼痛,若病灶穿破肝包膜可出现腹腔内出血。

（6）昏迷、偏瘫：按相应的护理常规实施护理。

4.用药护理

遵医嘱准确、及时应用止血、脱水、镇静、抗生素及化疗等药物,并注意观察用药后的疗效与不良反应。

5.环境与休息

（1）提供舒适、安静、干净的病房环境,注意通风,保持空气清新与床单位整洁。

（2）卧床休息,适当运动,限制走动,减轻体力消耗,有呼吸困难者予半卧位并吸氧。

（3）严格控制探视,避免交叉感染。

6.饮食护理

少食多餐,进食高营养、高蛋白、高维生素、清淡、易消化的食物。

7.化疗护理

遵医嘱予以化疗护理。

(二)健康指导

1.心理护理

（1）向患者及家属讲解"侵蚀性葡萄胎"疾病的相关知识,及时提供相关治疗信息,以消除患者及家属的恐惧和焦虑。

（2）耐心解答患者及家属的询问,鼓励患者表达内心感受,针对其心理问题及时予以干预与疏导。保持与患者家属的联系,鼓励家属给予患者爱的表达,使患者树立战胜疾病的信心。

2.避孕指导

在随访期间应节制性生活,可靠避孕 1 年,首选安全套避孕。宫内节育器可混淆子宫出血原因,故不宜使用。含有雌激素的避孕药可促进滋养细胞生长,也不宜采用。若有生育要求者,化疗停止 1 年后可以妊娠。

3.健康指导

（1）遵医嘱服药,定期来院复查。

（2）随访时间：第 1 年内每月随访 1 次，1 年后每 3 个月 1 次，持续 3 年，再每年 1 次至第 5 年，此后每两年 1 次。

（3）注意保暖，避免着凉，告知患者勿去人多的公共场所，以预防感染。

（4）出院治疗期间，出现阴道流血、头痛、胸痛、咳嗽、咯血等症状应随时来院就诊，以免延误病情。

三、绒毛膜癌

绒毛膜癌为一种高度恶性的肿瘤，继发于葡萄胎、流产或足月分娩以后，其发生比率约为 2∶1∶1，少数可发生于异位妊娠后，患者多为生育年龄妇女，少数发生于绝经以后，这是因为滋养细胞可隐匿（处于不增殖状态）多年以后才开始活跃，原因不明。

（一）一般护理

1.常规护理

执行妇科一般护理常规。

2.病情观察

（1）动态观察生命体征和一般情况变化。

（2）严密观察阴道流血（量、颜色、体质）及腹痛情况，发现阴道流血量明显增多或者腹痛加剧等异常情况时，应立即报告医师，并记录。

（3）转移病灶观察：同侵蚀性葡萄胎。

3.环境与休息

（1）提供舒适、安静、干净的病房环境，注意通风，保持空气清新与床单位整洁。

（2）卧床休息，适当运动，限制走动，减轻体力消耗，有呼吸困难者予半卧位并吸氧。

（3）严格控制探视，避免交叉感染。

4.饮食护理

少食多餐，鼓励进食高营养、高蛋白、高维生素、清淡、易消化的食物，提供患者喜欢的食物。

5.手术治疗护理

（1）手术前准备：执行妇科腹部手术一般护理常规，落实手术前的护理工作。

（2）手术后护理：护行妇科腹部手术一般护理常规，落实手术后的护理工作。

6.化疗治疗护理

遵医嘱予以化疗护理。

(二)健康指导

1.心理护理

向患者及家属讲解"绒毛膜癌"疾病的相关知识,及时提供相关的治疗信息以消除患者及家属的恐惧和焦虑情绪。耐心解答患者及家属的询问,鼓励患者表达内心感受,针对其心理问题及时予以干扰与疏导。保持与患者家属的联系,鼓励家属给予患者爱的表达,使患者树立战胜疾病的信心。

2.告知患者及家属坚持巩固化疗治疗的重要性

(1)绒毛膜癌治愈后巩固化疗 1~3 个疗程,以后每周测定血 β-HCG 1 次,正常者 3 个月后再巩固化疗 1 次,以后每半年化疗 1 次,2 年不复发者不再化疗。

(2)绒毛膜癌治愈后,有生育要求的妇女应严格避孕 2 年,为防止血 β-HCG 值受避孕因素的影响,最好采取男用避孕套和女用阴道隔膜双方避孕法。

(3)良性滋养细胞肿瘤的恶变机会据目前文献报道为 12%~20%,故随诊工作应持续至少 2 年,有条件者应长期随诊。

3.向患者及家属告知出院事宜

(1)遵医嘱服药,定期来院复查。

(2)随访时间:第 1 年内每月随访 1 次,1 年以后每 3 个月 1 次并持续 3 年,再每年 1~5 次,以后每 2 年 1 次。

(3)有转移灶症状出现时,应卧床休息,等病情缓解后再适当活动。

(4)节制性生活并落实避孕措施,有阴道转移者严禁性生活。

(5)出院治疗期间,出现阴道流血、头痛、胸痛、咳嗽、咯血等症状应随时来院就诊,以免延误病情。

第三节　子宫内膜癌

子宫内膜癌是指发生于子宫内膜的一组上皮性恶性肿瘤,以来源于子宫内膜腺体的腺癌最为常见。该病占女性生殖道恶性肿瘤的 20%~30%,占女性全身恶性肿瘤的 7%,是女性生殖道三大恶性肿瘤之一。近年来,发病率有上升趋势。

一、发病机制

子宫内膜癌的确切病因仍不清楚,目前认为可能有以下两种发病类型。一种为雌激素依赖型,可能是在缺乏孕激素拮抗而长期受雌激素刺激的情况下导致子宫内膜异常增生,继而癌变。该类型占大多数,均为内膜样腺癌,肿瘤分化好,预后好。其中20％的子宫内膜癌患者有家族史,常伴有肥胖、高血压、糖尿病、不孕及绝经期延迟等临床表现。另一种为非雌激素依赖型,发病与雌激素无明显关系,其病理类型属于少见型,如透明细胞癌、腺鳞癌等,多见于老年体瘦妇女,肿瘤恶性程度高,分化差,预后不良。

二、临床表现

(一)症状

了解患者是否有不规则阴道流血,从经期、经量及月经间隔时间进行评估,判断是否异常;了解是否为绝经后的异常阴道流血;了解阴道排液的性质、颜色、量;了解患者有无疼痛、贫血、消瘦、发热等表现。

(二)体征

早期妇科检查可无异常发现,晚期可有子宫增大,若癌肿瘤累及宫颈内口可有宫腔积脓,子宫有明显压痛,偶可在宫旁扪及不规则的结节状物,偶见癌组织自宫颈口脱出,质脆,触之易出血。

三、辅助检查

分段诊断性刮宫是目前早期子宫内膜癌最常用且最有价值的诊断方法,确诊依据是组织学诊断。宫腔镜检查可观察宫腔,取活组织送病理检查,提高诊断率。经阴道 B 超检查可了解子宫大小、宫腔形状、宫腔内有无赘生物、子宫内膜厚度、肌层有无浸润及浸润深度。磁共振成像(MRI)可对浸润情况有较准确的判断。CT 可协助判断有无宫外转移。

四、治疗

根据患者病情及全身情况选择手术、放疗或药物(化学药物及激素)治疗,可单独或综合应用。早期患者以手术治疗为主,术后根据高危因素选择辅助治疗;晚期患者采用手术、放疗、药物治疗等综合治疗方案。

五、护理评估

(一)健康史

了解既往病史、药物过敏史;了解婚育史、是否不孕,以及自然流产史;了解有无家族史;了解是否接受过雌激素替代治疗。

(二)心理-社会评估

了解患者对疾病的认知程度,是否有恐惧、焦虑、抑郁等表现;了解患者的家庭关系;了解患者的经济水平等。

六、护理措施

(一)一般护理

执行妇科一般护理常规。

(二)症状护理

(1)有阴道流血者,需观察阴道流血的时间、量,指导患者清洁会阴部,每天2次。

(2)有阴道排液者,需观察排液的性质、颜色、气味、量,指导患者清洁会阴部,每天2次。

(3)有腹痛者,需观察疼痛的部位、性质、程度、持续时间。

(三)用药护理

1.孕激素治疗

常用药物:口服醋酸甲炔孕酮200～400 mg/d;己酸孕酮500 mg,每周肌内注射2次。孕激素治疗以高效、大剂量、长期应用为宜,使用12周以上方可判定疗效。长期使用者需观察是否有水钠潴留、水肿或药物性肝炎等不良反应,停药后即可恢复。

2.抗雌激素制剂

常用药物为他莫昔芬,每次10～20 mg,每天2次。患者有潮热、畏寒、急躁等类似绝经期综合征的表现,以及头晕、恶心、呕吐、不规则阴道少量流血、闭经等不良反应时及时汇报医师。

3.化学治疗

常用药物有顺铂、环磷酰胺等,可单独或联合使用。

(四)手术护理

1.术前护理

见本章第二节相关内容。

2.术后护理

见本章第二节相关内容。

（五）放疗护理

1.腔内治疗

腔内治疗多采用后装治疗机放置铱-192进行治疗,接受盆腔内放疗者,应先灌肠并留置导尿管,以保持直肠、膀胱呈空虚状态,避免放射性损伤。治疗后,观察阴道充血、水肿情况,观察有无渗血、出血,有出血应协助医师用纱布压迫止血,无出血者可每天阴道冲洗1次,防止阴道粘连。观察膀胱功能,护士应观察患者是否有尿频、尿痛、血尿、排尿困难、尿潴留等,鼓励患者每天饮水不少于3 000 mL,并遵医嘱使用维生素类药物。放射性肠炎是腔内放疗最常见的并发症,护士需观察患者大便的性状,腹痛、腹泻的程度,发现异常及时汇报医师。

2.体外照射

护士应随时观察患者照射部位皮肤的颜色、结构、完整性,有无干燥、瘙痒或疼痛等症状;告知患者不要搔抓皮肤,可用手轻拍局部皮肤或涂维生素软膏;指导患者保持皮肤清洁、干燥,每天用温水软毛巾蘸洗,避免冷、热刺激;禁止使用刺激性消毒剂;指导患者穿宽松、纯棉的内衣。

（六）心理护理

（1）关心体贴患者,以减轻其心理压力。

（2）提供疾病的相关知识,告知患者子宫内膜癌治疗的良好结局和预后,以缓解其恐惧、焦虑情绪。

（3）鼓励患者诉说内心的真实想法,积极配合治疗。

（4）协助患者取得家人的理解和帮助,增加患者对治疗的信心。

七、健康指导

（1）指导患者随访:术后2年内每3～6个月1次;术后3～5年每6～12个月1次,5年后每年1次。嘱患者如出现异常阴道流血、异常分泌物、下腹疼痛,及时到医院就诊。

（2）指导患者术后3～6个月内避免重体力劳动,术后3个月禁止性生活。

（3）指导患者注意个人卫生,禁止盆浴3个月,可选择淋浴。

（4）指导阴道手术患者出院后避免剧烈运动,避免负重过久,如久坐、久蹲、久站,要保持大便通畅,必要时可口服导泻药物。患者可适当参加户外活动,劳逸结合,但应避免从事会增加盆腔充血的活动,如跳舞、久站等。

第四节 外 阴 癌

外阴癌以原发性为主,最常发生在大阴唇,其次是小阴唇、阴道前庭及阴蒂等处。外阴癌平均发病年龄为 50～60 岁,近年来发病有年轻化趋势。绝大多数外阴癌是鳞状细胞癌。其主要症状是外阴部有结节和肿块,常伴有疼痛或瘙痒史。部分患者表现为外阴溃疡,经久不愈,晚期患者还有脓性或血性分泌物增多,尿痛等不适。扩散方式以局部蔓延和淋巴扩散为主,极少血行转移。外阴癌的治疗以手术为主,强调个体化和多学科综合治疗。

一、病因

外阴癌的病因尚不清楚,常合并外阴上皮内瘤变。与发病相关的因素有性传播疾病,包括尖锐湿疣、淋病、梅毒、人乳头瘤病毒(human papilloma virus,HPV)感染(如 HPV-16 型);外阴慢性皮肤病,外阴上皮内非瘤样病变中 5%～10%伴不典型增生者可能发展为外阴癌,外阴癌 50%伴有外阴上皮内非瘤样病变。

二、病理

原发性外阴癌 80%以上为鳞状细胞癌,少数为前庭大腺癌或汗腺癌。外阴癌的癌前病变称为外阴上皮内瘤变(vulvar intraepithelial neoplasia,VIN),包括外阴上皮不典型增生及原位癌。外阴上皮内瘤变分为 3 级:Ⅰ级指轻度外阴不典型增生,Ⅱ级指中度外阴不典型增生,Ⅲ级指重度外阴不典型增生及外阴原位癌。

外阴癌最好发于大阴唇,其次是小阴唇、阴蒂、会阴、肛周及尿道口,常为多源性,病变早期多为圆形硬结,少数为乳头状或菜花状赘生物。病变继续发展,可形成溃疡或菜花状质硬肿块。

外阴癌的转移方式以直接浸润转移及淋巴转移常见,血行转移很少。外阴癌的淋巴转移是主要转移方式。外阴部淋巴管分布丰富,双侧淋巴管互相交叉成网状,癌灶往往先向同侧淋巴结转移,腹股沟浅淋巴结最早受累,再经腹股沟深淋巴结到盆腔淋巴结,进而到腹主动脉旁淋巴结。癌细胞可直接向周围及深部组织浸润生长,蔓延到尿道、对侧外阴及阴道,深至肛提肌、直肠、膀胱等部位。

三、临床表现

(一)症状

本病常见症状主要为不易治愈的外阴瘙痒和各种不同形态的肿物,如结节状、菜花状、溃疡状。肿物易合并感染,较晚期可出现疼痛、渗液和出血。

(二)体征

癌灶可生长在外阴任何部位,大阴唇最多见,其次为小阴唇、阴蒂、会阴、尿道口或肛周等。早期局部有丘疹、结节或小溃疡;晚期呈不规则肿块,伴或不伴溃疡或乳头样肿瘤。若癌灶已转移至腹股沟淋巴结,可扪及一侧或双侧腹股沟淋巴结增大,质地硬且固定。

四、治疗

手术是治疗外阴癌的主要措施。强调个体化、多学科综合治疗。根据患者的一般情况及临床分期尽量选择手术治疗,有内科并发症不能手术的也可用化疗或放疗或综合治疗。

五、一般护理

(一)病情观察

(1)观察外阴局部有无丘疹、硬结、溃疡或赘生物,局部有无疼痛、瘙痒、恶臭分泌物。

(2)观察是否存在尿频、尿痛或排尿困难。

(二)会阴护理

指导患者保持会阴部清洁,穿柔软的棉质内裤,经常更换,避免搔抓,以免局部感染。

(三)心理护理

向患者及家属讲解外阴肿瘤疾病的相关知识,与患者沟通,及时进行心理疏导,消除其紧张、恐惧心理,以取得患者理解,使其积极配合治疗。

六、手术护理

手术方式是广泛的全外阴切除及腹股沟淋巴结清扫术,有时还包括盆腔淋巴结清扫术。

(一)术前护理

1.常规护理

执行妇科会阴部及经阴道手术前护理常规。

2.需要植皮患者的护理

外阴需植皮者,供皮区皮肤应在术前脱毛、消毒后用无菌巾包扎备用。

3.准备患者术后用品

备好患者术后用的消毒棉垫、绷带、引流设备。

4.健康指导

(1)向患者及家属说明各项术前准备的目的、时间及可能出现的感受,并告知术后将重建切除的会阴,以增强其对手术治疗的信心,使其积极配合治疗。

(2)告知患者外阴癌根治术因手术范围大,术后反应会较重,可能出现的并发症及应对措施,指导患者正确的翻身、咳嗽、进行床上肢体活动及床上使用便器的方法。

(二)术后护理

1.常规护理

执行妇科会阴部及经阴道手术后护理常规。

2.病情观察

(1)密切观察切口渗血及引流液的量、颜色、性状。

(2)严密观察切口皮肤有无红、肿、热、痛等感染征象,以及皮肤的湿度、温度、色泽等。

(3)正确判断植皮瓣愈合情况。

3.体位与活动

(1)患者取平卧位,帮助患者双腿外展并屈膝,膝下垫软枕,以减少腹股沟及外阴部张力,有利于切口愈合和减轻患者的不适感。

(2)鼓励并指导患者进行上半身及上肢活动以防止发生压疮,活动时注意保持引流管通畅。

4.饮食和排便护理

术后 6 小时可进流质食物或少渣食物,同时遵医嘱应用抑制排便药,如复方樟脑酊,每天 3 次,每次 3 mL,根据手术范围,尽量控制在外阴切口愈合后(手术 3～5 天)排便。经检查外阴切口愈合良好可排便前,遵医嘱予以液状石蜡 30 mL,每天 1 次,连服 3 天,使粪便软化。

5.外阴护理

保持外阴部清洁、干燥,遵医嘱予药液擦洗会阴,每天 2 次。便后及时用温水清洁会阴,并按无菌操作更换切口敷料,重新包扎。

6.切口护理

术后第 2 天开始遵医嘱予红外线照射会阴部及腹股沟切口,每天 2 次,每次20 分钟,以促进愈合。但要特别注意避免烫伤。

7.切口拆线

(1)外阴切口 5 天开始间断拆线。

(2)腹股沟切口 7～10 天拆线。

(3)阴阜部切口 7～10 天拆线。

七、放疗护理

放疗是外阴癌有效的辅助治疗手段。对身体不能耐受手术或无法手术治疗的患者可行放疗;术前放疗可减小肿瘤体积、降低肿瘤细胞活性、增加手术切除率及保留尿道和肛门括约肌功能。外阴癌以腔外放疗为主。

(一)一般护理

1.放疗前评估

放疗前评估患者血常规检查情况、生命体征、阴道流血、不适症状等,若体温超过37.5 ℃,白细胞计数<$4.0×10^9$/L,通知医师,并遵医嘱确定是否继续放疗。严格执行放疗方案,保证照射方式、部位、剂量准确且体位安全、舒适。

2.腔外照射皮肤护理

(1)保持照射区皮肤的清洁、干燥,避免局部刺激,防止局部感染。

(2)不可在放射部位使用含金属的药膏及含氧化锌的胶布,也不可在局部进行注射等治疗。

(3)随时观察照射区皮肤颜色、结构及完整性的变化。

3.健康指导

(1)指导放疗患者治疗后静卧 30 分钟,以减轻放射反应,并鼓励其多饮水,以促进毒素排泄。

(2)告知患者及家属因放射线在破坏癌细胞的同时也会损伤正常组织细胞,故在治疗期间,要加强营养,注意休息,适当活动。

(3)保护照射区皮肤,避免感染,注意观察大小便情况,如有异常,及时通知医师。

（4）指导患者注意清洁卫生,预防感染。

(二)放疗并发症护理

1.近期反应

近期反应多发生于放疗中或放疗后的 3 个月内。

（1）皮肤反应。①临床表现:放疗者常在照射后 8～10 天开始出现皮肤反应。轻度者表现为皮肤红斑,然后转为干性脱屑;中度者可出现水疱、溃烂或组织表层丧失;重度者则表现为局部皮肤溃疡。②处理:可采用可的松软膏等减轻局部反应,并根据皮损程度认真做好皮肤护理。有轻度皮肤反应者可在保护皮肤的情况下继续放疗,而出现中度或重度皮肤反应者应停止放疗。

（2）全身反应。①临床表现:表现为乏力、恶心、食欲缺乏等,合并化疗者全身反应较重。②处理:一般对症处理,可继续放疗。

（3）直肠反应。①临床表现:多发生在放疗开始 2 周后,表现为里急后重、腹泻、便血等。②处理:应予高蛋白、高维生素的易消化食物,应用止泻药,严重者暂停放疗。

（4）膀胱反应。①临床表现:多发生于术后,表现为尿路刺激征。②处理:应予抗炎、止血治疗,严重者暂停放疗。

2.远期反应

患者合并糖尿病、高血压或有盆腔疾病手术史者可能增加远期并发症的发生率。

（1）放射性直肠炎、乙状结肠炎。①临床表现:多发生于放疗后半年至 1 年后,主要表现为腹泻、黏液便、里急后重等。②处理:以对症治疗为主,如出现梗阻、穿孔等需手术治疗。

（2）放射性膀胱炎。①临床表现:多发生于放疗后 1 年,尿路刺激征明显。②处理:以保守治疗为主,抗炎、止血,行药物膀胱灌注。严重者需手术治疗。

（3）放射性小肠炎。①临床表现:主要表现为稀便、腹痛等。②处理:给予对症治疗,如出现梗阻、穿孔等需手术治疗。

（4）外阴、盆腔纤维化。①临床表现:严重者继发肾功能障碍、下肢水肿。②处理:可行中药活血化瘀治疗,若出现输尿管狭窄、梗阻需手术治疗。

八、出院指导

（1）遵医嘱服药,建议复查间隔为第 1 年每 1～3 个月 1 次;第 2～3 年每 3～6 个月 1 次;3 年后,每年 1 次。

（2）外阴部有硬结、肿物，或出现瘙痒、疼痛、破溃、出血等异常情况应及时到医院就诊。

（3）平常休息时适当抬高下肢，发现有下肢肿胀或疼痛时及时就诊。

（4）出院康复期间发现患者身体有不适等异常情况，应嘱患者及时来医院就诊。

第五节　妊　娠　剧　吐

妊娠剧吐指妊娠妇女在妊娠早期至妊娠 16 周，出现频繁恶心、呕吐，不能进食，体重较妊娠前减轻≥5％，出现水、电解质失衡及新陈代谢障碍，排除其他疾病引发的呕吐，需住院输液治疗者。发生率为 0.5％～2.0％。

一、病因

病因尚未明确。临床上早孕反应出现与消失的时间和孕妇血人绒毛膜促性腺激素（human chorionic gonadotropin，HCG）值上升与下降的时间一致。此外，葡萄胎、多胎妊娠孕妇血 HCG 值明显高于其他孕妇，剧烈呕吐发生率也高，提示妊娠剧吐可能与血 HCG 水平升高密切相关，但实际上症状的轻重与血 HCG 水平不一定呈正相关。雌激素水平也与妊娠剧吐密切相关，妊娠引起的恶心和呕吐随雌二醇水平的增减而增减，服用雌激素的妇女比未服用者更易出现恶心和呕吐证明了这种症状对雌激素的易感性。此外，精神过度紧张、焦急、忧虑，以及生活环境和经济状况较差的孕妇易发生妊娠剧吐，提示妊娠剧吐可能与精神、社会因素有关。妊娠剧吐也可能与幽门螺杆菌感染有关。

二、临床表现

（一）恶心、呕吐

恶心、呕吐多见于初产妇，停经 5 周左右出现早孕反应，逐渐加重直至频繁呕吐不能进食，呕吐物中有胆汁或咖啡样物质。

（二）水、电解质紊乱

严重呕吐和不能进食导致失水和电解质紊乱，体重减轻，神疲乏力，面色苍白，皮肤干燥，口唇干裂，脉搏细数，尿量减少，低钾血症。

(三)代谢性酸中毒

机体代谢时动用体内脂肪，其中间产物丙酮聚积，出现饥饿性酸中毒，也可出现碱中毒。

(四)脏器功能损伤

严重时血压下降，引起肾前性急性肾功能衰竭，也可引起肝功能衰竭，甚至死亡。

妊娠剧吐可致维生素 B_1 缺乏，导致 Wernicke-Korsakkoff 综合征，主要表现为中枢神经系统症状，如眼球震颤、视力障碍、共济失调、意识障碍，急性期言语增多，以后逐渐精神迟钝、嗜睡，个别可发生木僵或昏迷。若不及时治疗，死亡率可达 50%。

呕吐剧烈还可致维生素 K 缺乏，常伴有血浆蛋白及纤维蛋白原减少，可致凝血功能障碍，出血倾向增加，发生鼻出血、骨膜下出血，甚至视网膜出血。

三、治疗

妊娠后可服用多种维生素以减轻妊娠引起的恶心、呕吐。对情绪不稳定的孕妇，及时给予心理治疗，解除其思想顾虑。排除其他疾病引起的呕吐，根据尿酮体情况了解疾病严重程度，决定治疗方案。

妊娠剧吐患者应住院治疗，禁食，监测失水量及电解质紊乱情况，酌情补充水分和电解质，每天补液量不少于 3 000 mL，使尿量维持在 1 000 mL 以上。输液时应加入氯化钾、维生素 C 等，并给予维生素 B_1 肌内注射。

首选维生素 B_6 或维生素 B_6-多西拉敏复合制剂止吐，碳酸氢钠或乳酸钠纠正代谢性酸中毒。出现营养不良时，静脉补充必需氨基酸、脂肪乳。一般经上述治疗 2～3 天后，病情多可好转。病情严重者，体重减轻＞10%，完全不能进食，可选择鼻饲或中心静脉全胃肠外营养。经过治疗呕吐停止后，孕妇可尝试进食少量流质食物，并逐步增加进食量，同时调整补液量。

经治疗后多数患者病情好转可继续妊娠，出现以下情况会危及孕妇生命，需终止妊娠：①体温升高，持续＞38 ℃；②心动过速（≥120 次/分）；③持续黄疸；④持续蛋白尿；⑤伴发 Wernicke-Korsakkoff 综合征。

四、护理

(一)一般护理

执行妇科入院护理常规。

(二)病情观察

观察患者的生命体征、全身营养状况及病情变化。严密观察病情变化,若发现孕妇呕吐物为胆汁、血性或咖啡色样,应通知医师。根据医嘱每天监测生命体征 2～3 次,每天观察孕妇的精神状态、皮肤弹性、巩膜颜色、尿量(每天尿量应在 1 000 mL 以上),准确记录液体出入量,发现异常及时通知医师。通过 B 超检查了解胎儿的发育情况。

(三)心理护理

反复发生孕吐的孕妇,会产生压力及焦虑情绪,应关注其心理状态,关心、体贴孕妇,避免其情绪激动。使其了解妊娠呕吐是一种常见的生理现象,经过治疗和护理是可以缓解的,消除其不必要的思想顾虑,帮助其树立妊娠的信心,提高心理舒适度。

(四)生活护理

保持室内整洁、安静,避免异味、异物刺激,每天通风 2 次,每次 30 分钟。保证充足的休息与睡眠(7～8 h/d),待病情稳定后鼓励孕妇下床活动,以促进胃肠蠕动,增加食欲。注意口腔卫生,除早晚刷牙外要经常漱口。

(五)饮食护理

呕吐剧烈时遵医嘱先禁食 2～3 天,给予补液治疗,每天 2 000～3 000 mL,待病情好转后进少量流质食物,给予清淡、易消化、营养丰富的食物,少食多餐。

(六)并发症的观察及处理

(1)呕吐严重、进食困难者应住院治疗,防止肝、肾功能的损害。按医嘱进行尿酮体及生化检查,及时纠正脱水、酸中毒及低钾血症等。

(2)频繁呕吐导致维生素 K 摄入不足,有时伴有纤维蛋白原及血浆蛋白减少,孕妇可有出血倾向,可以发生鼻出血等。

(3)如经治疗,仍持续呕吐,体温超过 38 ℃,黄疸加重,谵妄、昏睡,出现视网膜出血、多发性神经炎者,应考虑终止妊娠。

(4)Wernicke-Korsakkoff 综合征为严重呕吐引起维生素 B_1 严重缺乏所致,一般在妊娠剧吐持续 3 周后发病。约 10% 的妊娠剧吐患者并发该病,主要特征为眼肌麻痹、躯干共济失调和遗忘性精神症状。治疗后病死率仍为 10%,未治疗者的病死率高达 50%。

(七)健康指导

(1)保持心情舒畅,有充分的休息和睡眠时间,进餐前有良好的口腔卫生。

（2）饮食宜清淡、易消化，少食多餐，禁食过甜、油炸及味道过浓的食物。

（3）指导孕妇起床前吃一些干食物（饼干），可吃一些咸的食物，或尝试一些冷饮，如酸奶、清凉果汁等。

（4）指导孕妇自测脉搏，如活动后脉搏＞100次/分，应停止活动立即休息，活动后如有头晕，应立即蹲下或坐下，以防摔伤。

第六节 脐带脱垂

脐带是胎儿与母体进行气体交换和物质代谢的重要通道。当胎膜未破时，脐带位于胎先露部前方称为脐带先露。当脐带下降位于胎儿先露部一侧，但没有超过先露部，称为隐性脐带脱垂，此时胎膜可以完整，也可以破裂。当胎膜破裂，脐带脱出于宫颈外口，降至阴道甚至外阴部时称为脐带脱垂或显性脐带脱垂。脐带脱垂是分娩期并发症之一，发生率为 $0.1\% \sim 0.6\%$。脐带受压、血流受阻时，可导致胎儿窘迫，甚至威胁生命。经产妇、胎膜未破、宫缩良好者，取头低臀高位，密切观察胎心率，等待胎头衔接，宫口逐渐扩张，胎心良好，胎儿存活者，应争取尽快娩出胎儿。初产妇、足先露或肩先露者，应行剖宫产术。

一、临床表现

（一）症状与体征

1.症状

脐带脱垂时如果脐带受压不严重，临床上无明显异常；若脐带受压严重，可出现胎心率变快、变慢，胎儿血液循环受阻时间过长（超过8分钟）可导致胎死宫内。

2.体征

阴道检查或肛门检查可在胎先露部旁侧或前方触及有搏动的条索状物。

（二）辅助检查

B超及彩色多普勒超声检查有助于明确诊断。在胎先露部旁侧或前方找到脐血流声像图可确诊。

二、诊断

注意高危因素及临床表现，显性脐带脱垂阴道检查即可诊断，隐性者需借助超声检查。

(一)诊断标准

(1)可疑脐带先露:胎膜未破时,胎动及宫缩后胎心率突然变慢,改变体位、上推胎先露部及抬高臀部后迅速恢复。

(2)确诊脐带先露或脐带脱垂。①阴道检查:适合可在胎先露部旁侧或前方及阴道内触及脐带者,或脐带脱出于外阴者。②B超检查:可在胎先露部旁侧或前方找到脐血流声像图。

(二)病因

(1)胎头未衔接时:头盆不称、胎头入盆困难。

(2)胎位异常:臀先露、肩先露、枕后位。

(3)胎儿过小或羊水过多。

(4)脐带过长、脐带附着异常或低置胎盘。

三、治疗

(一)脐带脱垂的产前评估

(1)胎产式异常的孕妇可在妊娠37周后入院,一旦出现分娩先兆或怀疑出现胎膜破裂时,应视为紧急情况做紧急处理。臀先露的足月孕妇选择阴道试产时,可行超声检查排除脐带先露的存在。

(2)非头先露及出现未足月胎膜早破的孕妇,应住院防止脐带脱垂的发生。

(二)人工破膜与脐带脱垂

胎先露未固定或先露位置较高时,应尽量避免人工破膜。如需人工破膜时,需要注意:①掌握人工破膜的指征。②破膜前尽可能通过阴道检查或超声排除脐带先露的存在,如发现脐带低于胎先露,则应避免人工破膜。③破膜应在预计宫缩即将开始时进行,破膜后宫缩可促使胎头下降,降低脐带脱垂的风险。④高位破膜时,应将手留置于阴道内等候1~2次宫缩,在控制羊水流出速度的同时确定有无脐带脱垂。一旦发生脐带脱垂,及时处理。⑤不能随意上推胎头。

(三)脐带脱垂的处理

1.妊娠 $23 \sim 24^{+6}$ 周脐带脱垂的处理

告知孕妇可选择继续妊娠或终止妊娠,详细告知患者利弊后可进行期待治疗。

2.孕妇未临产的处理

孕妇未临产时,不建议行脱垂脐带的还纳术,尽量减少对阴道外脱垂脐带的操作。可用人工操作或者充盈膀胱等提高胎先露位置的方法预防脐带压迫。保胎治疗时可采用膝胸位或侧卧位(同时保持头低臀高位)。

3.已临产的处理

(1)宫口未开全:存在可疑性或病理性胎心率异常时,应尽快行剖宫产术。

(2)宫口开全:预计可在短时间内经阴道分娩者,可尝试阴道分娩。呼叫麻醉医师和新生儿医师共同参与抢救工作。

四、护理

(一)一般护理

执行产科入院护理常规及产前护理常规。

(二)身体评估

注意评估是否存在易导致脐带脱垂的因素,如有无胎位异常、头盆不称、多胎妊娠、羊水过多、脐带先露等;以及有无易导致胎膜早破的因素。详细询问此次妊娠经过、妊娠周数、胎动情况、有无宫缩及阴道流液。分娩过程中每一次阴道及胎心率检查异常,伴自发性或各种风险因素引起的胎膜破裂后,均需检查是否存在脐带脱垂。评估是否有发生胎儿窘迫的征象,孕妇感觉胎动变频繁。监测胎心音改变,如变慢、不规则,变换体位或抬高臀部可缓解。

(三)心理护理

脐带脱垂时,患者较紧张,护士应在配合抢救的同时,耐心、细致地安慰患者,解除其焦虑、恐惧心理,使其积极配合处理。

(四)预防及早期发现

加强产前检查,及时发现并纠正异常胎位,临产时对头盆不称、胎头浮动及异常胎动者应嘱其卧床休息,不予灌肠。严格掌握人工破膜的适应证和操作方法,应在宫缩间歇期进行,使羊水缓慢流出,并密切观察胎心音变化,及早发现脐带先露或脐带脱垂。

(五)紧急对症处理

(1)一旦确诊为脐带脱垂,指导产妇取脐带受压对侧卧位或臀高头低位,鼓励孕妇呈 Sims 体位(即左侧卧位,枕头置于左髋下)或呈膝胸卧位;即刻用手经阴道上推胎儿先露部,以减轻脐带受压,直至胎儿娩出后才可撤出上推先露部的手;也可采用人工充盈膀胱的方法上推先露部。

(2)立即呼叫,寻求帮助,所需团队包括产科医师、助产士、麻醉科医师和新生儿科医师。

(3)立即吸氧,并严密监测胎心音变化。确诊后根据宫口扩张程度和胎儿情况决定分娩方式。

(4)遵医嘱用抑制宫缩的药物。

(5)宫口已开全,胎头已入盆,应立即行产钳术或胎头吸引术。臀位:能掌握臀牵引术者,应行臀牵引术;横位:行剖宫产术。

(6)若宫颈未完全扩张,应立即进行合血、备皮、导尿等术前准备,行剖宫产术。在准备期间,必要时用手将先露部推向骨盆入口以上,术者的手始终保持在阴道内,使先露部不能再下降,以消除脐带受压,脐带则应消毒后还纳入阴道内。

(7)若宫颈未完全扩张,胎心监测良好,患者及家属不同意行剖宫产术者,可试用脐带还纳术。但成功率不高,目前已少用。

(六)做好新生儿的急救准备

做好新生儿急救的人员及物品准备。

(七)胎心消失的处理

胎心已消失超过 10 分钟,确定胎死宫内,应将情况通告患者家属,选择经阴道分娩,为避免会阴裂伤,可行穿颅术。

(八)预防产后出血及感染

行阴道检查或阴道助产术时注意无菌操作。保持外阴清洁,使用消毒会阴垫并及时更换。必要时遵医嘱应用抗生素预防感染。

(九)健康指导

(1)定期产前检查,及时发现与纠正异常胎位。

(2)指导产妇及其家属,一旦产妇发生胎膜破裂,应当立即使产妇取卧位,注意阴道流液的量及性状,尽快转运入院。

参 考 文 献

[1] 于翠翠.实用护理学基础与各科护理实践[M].北京:中国纺织出版社,2022.

[2] 赵艳东.临床护理基础理论及护理实践[M].北京:科学技术文献出版社,2020.

[3] 吴雯婷.实用临床护理技术与护理管理[M].北京:中国纺织出版社,2021.

[4] 张红芹,石礼梅,解辉,等.临床护理技能与护理研究[M].哈尔滨:黑龙江科学技术出版社,2022.

[5] 李勇,郑思琳.外科护理[M].北京:人民卫生出版社,2019.

[6] 曾菲菲,张绍敏.护理技术[M].北京:北京大学医学出版社,2020.

[7] 马秀芬,王婧.内科护理[M].北京:人民卫生出版社,2020.

[8] 贾雪媛,王妙珍,李凤.临床护理教育与护理实践[M].长春:吉林科学技术出版社,2019.

[9] 赵衍玲,梁敏,刘艳娜,等.临床护理常规与护理管理[M].哈尔滨:黑龙江科学技术出版社,2022.

[10] 任潇勤.临床实用护理技术与常见病护理[M].昆明:云南科学技术出版社,2020.

[11] 时均燕.内科护理理论与实践[M].成都:四川科学技术出版社,2020.

[12] 安旭姝,曲晓菊,郑秋华.实用护理理论与实践[M].北京:化学工业出版社,2022.

[13] 窦超.临床护理规范与护理管理[M].北京:科学技术文献出版社,2020.

[14] 汤优优.现代护理管理与常见病护理[M].北京:科学技术文献出版社,2020.

[15] 杨春,李侠,吕小花,等.临床常见护理技术与护理管理[M].哈尔滨:黑龙江科学技术出版社,2022.

[16] 王玉春,王焕云,吴江,等.临床专科护理与护理管理[M].哈尔滨:黑龙江科

学技术出版社,2022.

[17] 张鸿敏.现代临床护理实践[M].长春:吉林科学技术出版社,2019.

[18] 曾广会.临床疾病护理与护理管理[M].北京:科学技术文献出版社,2020.

[19] 张翠华,张婷,王静,等.现代常见疾病护理精要[M].青岛:中国海洋大学出版社,2021.

[20] 孙艳华.外科护理研究与实践[M].天津:天津科学技术出版社,2020.

[21] 张俊花.临床护理常规及专科护理技术[M].北京:科学技术文献出版社,2020.

[22] 刘长慧.妇产科护理[M].北京:北京出版社,2020.

[23] 高淑平.专科护理技术操作规范[M].北京:中国纺织出版社,2021.

[24] 马莉莉.实用临床护理指南[M].长春:吉林科学技术出版社,2019.

[25] 陈艳琼.新编专科护理理论与护理实践[M].开封:河南大学出版社,2020.

[26] 程萃华,张卫军,王忆春.临床护理基础与实践[M].长春:吉林科学技术出版社,2019.

[27] 刘芝.现代护理规范[M].北京:科学技术文献出版社,2020.

[28] 刘爱杰,张芙蓉,景莉,等.实用常见疾病护理[M].青岛:中国海洋大学出版社,2021.

[29] 刘巍,常娇娇,盛妍.实用临床内科及护理[M].汕头:汕头大学出版社,2019.

[30] 马雯雯.现代外科护理新编[M].长春:吉林科学技术出版社,2019.

[31] 王晴.腹腔镜下子宫内膜癌根治术的手术配合及护理方法分析[J].当代临床医刊,2021,34(06):25-26.

[32] 陈东利.护理干预对老年高血压患者服药依从性及降压效果的促进作用[J].航空航天医学杂志,2022,33(02):231-234.

[33] 崔丽华.冠心病护理中优质护理的应用效果分析[J].中国医药指南,2022,20(01):141-143.

[34] 王燕莉,金微娜,赵敏慧.基于行为转变理论的干预模式在子宫内膜癌术后患者护理中的应用[J].中国医药导报,2022,19(14):180-183.